辽宁中医药大学附属第二医院名老中医系列丛书

洪治平
学术思想与临床经验

总 主 编　李国信
本书主编　庞　敏

辽宁科学技术出版社
·沈 阳·

图书在版编目（CIP）数据

洪治平学术思想与临床经验/庞敏主编.—沈阳：辽宁
科学技术出版社，2020.6
（辽宁中医药大学附属第二医院名老中医系列丛书）
ISBN 978-7-5591-1311-5

Ⅰ.①洪…　Ⅱ.①庞…　Ⅲ.①中医临床-经验-中国-
现代　Ⅳ.①R249.7

中国版本图书馆CIP数据核字（2019）第209138号

出版发行：辽宁科学技术出版社
　　　　　（地址：沈阳市和平区十一纬路25号　邮编：110003）
印 刷 者：辽宁鼎籍数码科技有限公司
经 销 者：各地新华书店
幅面尺寸：170mm×240mm
印　　张：10
字　　数：165千字
出版时间：2020年6月第1版
印刷时间：2020年6月第1次印刷
责任编辑：寿亚荷
封面设计：刘冰宇
版式设计：袁　舒
责任校对：王春茹

书　　号：ISBN 978-7-5591-1311-5
定　　价：60.00元

编辑电话：024-23284370
邮购热线：024-23284502
E-mail：1114102913@qq.com

编 委 会

丛书主编　李国信

本书主编　庞　敏

副 主 编　洪林巍　　高　静　　庞天霄

编　　委　焦富英　　王　永　　王东海

　　　　　林乐乙　　付东升　　张　东

　　　　　尤献民　　金子琳　　马镜洋

　　　　　马跃海　　李　琳

审　　定　洪治平

序　言

治平先生，乃辽宁省中医研究院建院元勋。国家中医药管理局第三、四、五批全国老中医药专家学术经验继承工作指导老师。几十年来，精习《灵枢》《素问》，潜心临床，采众家之长，而自揣独思，于柔肝缓急疗诸头痛；涤痰散结治胸痹心痛；补肝肾、平肝阳，涤痰化瘀治卒中之眩晕；交通心肾、治不寐等诸领域，独有建树，谨守病机，圆机活法，精于遣方用药，犹如排兵布阵，良有起疴奇效，颇受后学追崇。

同窗庞敏，国家中医临床优才，聪慧睿达，醉心经方、膏方，投于治平先生门下，端砚伺诊，耳濡目染，医理精进，临证有验，临床之余，收集揣摩，整理《洪治平学术思想与临床经验》一书，既是随师临证所得，亦是殚心所思，不作己私之藏，而付梓流传，实医者之仁。

愿为之序。

石岩

戊戌小雪于盛京碎石斋

前　言

　　中医药是中华民族原创的医学科学，是中华文明的杰出代表，数千年来为中华民族的繁衍昌盛做出了重要贡献。习近平主席强调："中医药学是中国古代科学的瑰宝，也是打开中华文明宝库的钥匙。""充分发挥中医药的独特优势，推进中医药现代化，推动中医药走向世界，切实把中医药这一祖先留给我们的宝贵财富继承好、发展好、利用好，在建设健康中国、实现中国梦的伟大征程中谱写新的篇章。"

　　传承中医药学术思想和临床经验是创新中医药发展的前提和基础，国家中医药管理局非常重视中医药传承工作，先后在全国开展了六批名老中医专家学术思想和临床经验传承工作，并成立全国名老中医传承工作室，为中医药发展培养了大批传承人才。本书的编辑出版是洪治平老中医传承工作室建设项目内容之一，在洪治平老中医指导下，由其学术继承人系统总结了洪治平学术思想和临床经验，为学习继承洪治平老中医思想提供参考和指导。

　　洪治平，男，1942年12月出生于辽宁省沈阳市，主任中医师，研究员，博士研究生导师，辽宁省名中医，国家中医药管理局第三、四、五批全国老中医药专家学术经验继承工作指导老师、全国名老中医专家传承工作室指导老师。洪治平具有丰富的基层工作经验和丰硕的研究成果。1967年本科毕业于辽宁中医药大学中医系，先后工作于辽宁省建昌县老达杖子地区医院，建昌县中医院，辽宁省卫生厅科教处，辽宁省中医药研究院，辽宁中医药大学附属第二医院。曾任辽宁省中医研究院副院长、辽宁省中医研究院应用基础研究所所长、心脑血管病研究室主任，兼任辽宁省科委高级技术职务审评委员会委员，辽宁省卫生厅等级医院审评委员会委员、高级技术职称审评委员会委员和第三届药品审评委员会委员，中国中西医结合研究会辽宁分会首届学术委员会委员。

洪治平从事医疗、科研、教学工作52年，主持或参加了"中医药（脑络通）胶囊阻止脑动脉硬化的临床与实验研究""头痛平颗粒治疗偏头痛的新药研究"等国家、省部级科研项目十余项。获辽宁省科技进步三等奖三项，辽宁省医药科技进步一等奖两项。在《医学与哲学》《辽宁中医杂志》《中国中医药信息杂志》等专业杂志发表论文40余篇。主编或参编出版《实用文献中药学》等医学著作5部。荣获"全国老中医药专家学术经验继承工作指导老师特殊贡献奖""全国名老中医药传承工作室建设项目特殊贡献奖"等荣誉。

本书以洪治平的学术思想为核心，以临床实用角度为出发点，将洪治平个人对常见病如头痛、胸痹心痛、眩晕、不寐的治疗理论以及用药特点加以论述，理、法、方、药一一对应，详细探讨每个病证的病因病机。在继承中医传统辨证的基础上，附有现代临床试验研究，无论是从试验设计还是到结果、结论都详有论述，更明示洪治平思维的严谨，体现着"坚持中西医并重，推动中医药和西医药相互补充、协调发展，努力实现中医药的创造性转化、创新性发展"之意，以此为诸多学者提供一定的参考和学习价值。在此基础上，又列举了洪治平常用的中药，更加突出强调了本书的实用价值。

由于时间仓促、水平有限，本书未能全面反映洪治平的学术思想与临床经验，有待进一步挖掘、整理。本书不足之处敬请读者批评指正。

编著者

2018年8月

目　录

第一章　洪治平学术思想与诊疗疾病特点

一、柔肝平肝、缓急止痛治头痛

头痛古代有风寒、痰热、血虚、气虚、痰浊等不同证型之分别，今又有肾虚、痰浊、瘀血、肝阳上亢、气血亏虚不同证型之立论。但经千余例患者的观察认为有两种类型最常见，一是肝阳头痛（非肝阳上亢头痛），因肝阳头痛临床除见头痛外，其他肝阳上亢的症状没有那么典型，偶可见心烦易怒、微感头晕、脉弦等症。另其病机也不完全一致，肝阳头痛主要是患者常因情志不遂，抑郁恼怒，使肝的舒解调畅功能失和，导致肝之阴阳调节不平衡，肝阴偏弱，肝阳偏亢，并未达到肝阴不足、肝阳明显上亢的程度。因此治则方药与原发性高血压肝阳上亢型头痛也不尽一致。二是无症可辨之头痛，患者发病主要是头痛，未有其他不适症状，头痛缓解，状如常人。两种类型以肝阳头痛者居多。根据肝阳头痛的病因病机，有针对性地选用具有柔肝平肝、缓急止痛功能的方药"头痛平颗粒"屡治屡验。

二、以"通"为用，活血化瘀、涤痰散结疗胸痹心痛

洪治平无论治疗何种证型之胸痹心痛均善用瓜蒌、丹参两药，洪治平认为胸痹心痛不管其证型是实证之寒凝、气滞、血瘀、痰阻，还是虚证之心气血阴阳之不足，最终均累及心胸之阳气，心胸之阳被阻或受损，则运血无力，进而导致心脉瘀滞，痹而不通，发为本病。方中取瓜蒌宽中散结涤痰，以通心中之阳气。《名医别录》云："主胸痹。"《品汇精要》云："消结痰。"成无己曰："通胸中之郁热。"方中取丹参养血活血，祛瘀生新，以通痹阻之心脉。《神农本草经》曰："主心腹邪气。"《名医别录》云："养血……去心腹痼疾、结气。"《日华子诸家本草》云："养神定志。"可见瓜蒌、丹参之功效，均有利于胸痹心痛的治疗。瓜蒌散结通阳涤痰，以助心胸之阳气；丹参活血养血以祛心脉之瘀血，两药相彰，为治疗胸痹心痛之最佳组合。

1

三、补肝肾、平肝阳、涤痰浊、化瘀血治脑动脉硬化性眩晕

脑动脉硬化症是中老年人的常见病、多发病，是导致眩晕的主要疾病之一，也是导致脑梗死、脑出血、血管性痴呆等疾病的主要原因。中医虽无脑动脉硬化症病名，但对其症状描述，却可见于眩晕、头痛等诸病中。其病因病机古代文献也不乏记载。《素问·阴阳应象大论》云："年五十，体重，耳目不聪明矣。"《灵枢·海论》云："髓海不足，则脑转耳鸣，胫酸眩冒，目无所见，懈怠安卧。"《灵枢·口问》则曰："上气不足，则脑为之不满，耳为之苦鸣，头为之苦倾，目为之眩。"至清代王清任又有"高年无记忆性，脑髓渐空"的记载。综前人所述，该病的发生多由"髓海不足""上气不足""脑髓渐空"所致。后人将本病分成肝肾阴虚、肝阳化风、风痰上扰、气血不足、气虚血瘀等证型，提出滋阴潜阳、平肝息风、化痰通络、滋补气血、活血化瘀等治则。洪治平根据多年临床经验，认为该病多为本虚标实证；或因衰老精血渐枯，肝肾亏虚，髓海不足，脑络失养；或因情志不节，肝失疏泄，痰浊瘀血阻滞，致使脑窍闭塞发为本病。故以补肝肾、平肝阳、涤痰浊、化瘀血为治疗本病之大法。自拟通脑软脉饮（枸杞子、何首乌、女贞子、怀牛膝、天麻、白菊花、蔓荆子、丹参、橘红、天竺黄、郁金、石菖蒲、苏木、葛根）治疗脑动脉硬化脑供血不足性眩晕颇效。

四、渗湿化饮、活血通窍治湿阻血瘀型（椎-基底动脉供血不足）眩晕

湿阻血瘀型眩晕多由椎-基底动脉供血不足引起，临床可出现眩晕、平衡障碍、眼球运动异常或复视等症状，属中医眩晕病范畴。此病系因先天禀赋不足或饮食不节，劳累过度，损伤脾胃，脾失健运，水液代谢异常，水湿内生，聚湿而生痰饮；或因素体湿盛，过食肥甘厚味，湿邪内盛，损伤脾胃，聚湿而生痰饮。脾虚则清阳不升，脑窍失养；痰饮水湿上泛，蒙蔽脑窍则发为眩晕。水湿痰饮阻滞日久，气血运行不畅，瘀血阻隔脑窍，眩晕可经久不愈。故以渗湿化饮、活血通窍为治疗大法，自拟晕宁饮（泽泻、白术、葛根、丹参、川牛膝、白菊花、泽兰、茯苓、石菖蒲等），以达脾气健、湿饮化、脑窍通、眩晕止之目的。

五、交通心肾治不寐

不寐病主要和阴与阳、水与火、肾与心功能协调与否密切相关。早在《黄帝内经》中就有阴阳不调，阳气不能入于阴，导致"目不瞑"的记载。《灵枢·大惑论》曰："卫气不得入于阴，常留于阳……不得入于阴，则阴气虚，故目不瞑矣。"故而提出"补其不足，泻其有余……阴阳已通，其卧立至"的治法。《格致余论》对水与火、心与肾的关系在不寐病中的作用认识得更为深刻，认为"人之有生，心为火居于上，肾为水居于下，水能升而火能降，一升一降，无有穷已，故生意存"。自明清以来，对不寐一病责之于肾与心、水与火者的论述更多。清代名医张聿青认为："心火俯宅于坎中，肾水上注于离内，此坎离之既济也，水火不济不能成寐。""心火也，居于上，肾水也，居于下，火炎上，水吸之而下行，水沦下，火挈之而上溉。心肾两亏，水不能吸火下行而纷纭多梦。"（《张聿青医案》）他认为不寐病的主要原因是心肾两亏、水不能吸火下行，即肾水亏占主导地位。清代名医陈良夫云："心主一身之火，肾主一身之水，心与肾为对持之脏，心火欲其下降，肾水欲其上升，斯寤寐如常矣。""寤多寐少，悸动不宁，甚则惊惕是心火亢，亦肾水之亏也。"（《陈良夫医案》）他则认为该病是心火亢，肾水亏，两者均病，未有偏重。在《景岳全书》和《罗氏会约医镜》中更有精辟论述。《罗氏会约医镜》曰："而神所以不安者，有实有虚，彼无邪而不寐者，由于心肾两经亏虚也。"《景岳全书》中张景岳认为："不寐症……盖寐本于阴，神其主也。则凡思虑劳倦，惊恐忧疑及别无所累，而常多不寐者，总属真阴精血不足，阴阳不交，而神不安其室耳。"对不寐病属心肾亏虚、水火不交、神不安室有更深入的认识。

不寐病属虚证者，多责之于心肾亏虚。肾水不足，则不能上济于心，心阴虚，则心火炎于上，不能下交于肾，致心肾不交、神不安室而发该病。临床上常见之心肾不交当属此种病机，而非交泰丸所治心火亢盛、肾阳不足、命门火衰之病机。故心火炎上之虚火不宜用苦寒药黄连之类药物直折其火〔交泰丸中用黄连6钱（30克）之多〕。而肾水不足，则重在补肾水，滋肾精，也不宜单纯使用诸如肉桂等燥热温阳之品。另外，除补水抑火外，必投以交通心肾之品以助之，才能取得更显著的疗效。基于前述，故立促眠饮（熟地黄、枸杞子、桑葚、莲子心、百合、茯神、夜交藤、炒酸枣仁、石菖蒲等）治疗不寐病，临床应用都取得较好的疗效。

第二章 专病论治

头痛论治分四型，肝阳头痛最常见

一、头痛病因病机述要

头为精明之府，脑为髓海，六腑清阳之气，五脏精华之血，皆会于头。头为身之元首，一有痛楚，虽有七尺之躯，亦弗能用矣。在最早医著中就将头（脑）列为最重要的脏器之一，《黄帝内经》云："头者精明之府。""脑为髓之海。"亦有医者称头为"天谷""元宫""元神之室"等。《东医宝鉴》云："头为天谷以藏神……谷者天谷也，神者一身之元神也。"《紫清指玄集》："天谷元宫也，乃元神之室，灵性之所存，是神之要也。"王肯堂《证治准绳》认为，头是气血汇集的地方，他说："盖头象天，三阳六腑清阳之气，皆会于此，三阴五脏精华之血，亦皆注于此。"但宋·严用和、明·龚廷贤和清·林佩琴等诸多医家则认为头是"诸阳之所聚"处。但无论认为是气血汇集还是阳气所聚之处，都指出头是身体重要的部位。因此许多医家提出头病必须高度重视，抓紧治疗。明·吴昆在《医方考》中曰："头者身之元首，一有疾苦，无问标本，宜先治之，失而不治，虽有股肱，弗能用矣。"清·沈金鳌在《杂病源流犀烛》中说："新而暴者为头痛，深而久者为头风，头风不治必害眼。"

头痛的病因较为复杂，但在早期医著中却阐述得较为直观明晰。《素问·五脏生成》第十曰："是以头痛巅疾，下虚上实。"《素问·方盛衰论》第八十曰："气上不下，头痛巅疾。"《素问·通评虚实论》第二十八曰："头痛耳鸣，九窍不利，肠胃之所生也。"以后的医家对其病因则论述颇多，但总体上为外感、内伤两大类，外感风、寒、暑、湿、燥、火六淫之邪，内伤七情、饮食、劳倦，导致阴阳、气血、精液失调所致。早在宋代，严用和在《严氏济生方》《严氏生续方》中谈及头痛病因时主要论及风、寒、暑、湿、热、痰等并提及气血俱虚的病机问题。书中记载"凡头痛者,气血俱虚,风寒暑湿之邪,伤于阳经,伏留不去者,名曰厥头痛。盖厥者,逆也,逆壅而冲于头也""阳逆于上而不顺,冲壅于头,故头痛也。风寒在脑,邪热上攻,痰厥,肾厥,气虚气攻,皆致头痛"。宋·王怀隐在《太平圣惠方》中提及了风邪和气血俱虚的病机,他说:"夫诸阳之脉,皆上行于头面,若人气血俱虚,风邪伤于阳经,入于脑中,则令头痛也。"宋·陈言则在《三因极一病证方论》中提及风、寒、暑、湿及气血食饮厥、气郁厥等病因,他说:"凡头痛者,原其所因,有中风寒暑湿而疼者,有气血食饮厥而疼者、有五脏气郁厥而疼者。"宋·施发在《续易简方论》中将头痛分为风冷头痛、痰厥头痛、肾厥头痛、积滞头痛、气虚头痛、偏正头痛、嗅毒头痛、伤寒头痛、隔痰风寒头痛、夹脑风和小洗头风等11种。从以上论述归纳起来,病因不外风、寒、暑(热)、湿、痰等,而病机有气虚、气血俱虚、气郁、积滞、痰厥等论述。到了元代,大医家朱震亨在《丹溪心法》中认为"头痛多生于痰,痛甚者火也,如肥人头痛",还认为有"有热,有风,有血虚"之别。孙允贤则提出患该病大都在体气虚弱或肾虚的基础上感受外邪所致。他在《医方大成》中有"今之体气虚弱者,或为风寒之气所侵,邪正相搏,伏而不散……亦固有肾虚而气厥,并新沐之后,当风露卧皆能令人头痛"的记载。至明、清诸家对其病因病机的论述虽更为繁复,但与宋、元时代却大同而小异。如在病因论述方面,明·陈实功《外科正宗》认为"头痛者,风、火、湿、痰四者皆能致之";明·朱橚《普济方》则认为是"风邪伤于阳经"或"受风寒伏留不去";明·李梴《医学入门》认为"是以头痛之症,风痛居多";明·李中梓《医宗必读·水肿胀满》则概括论之为"天气六淫之邪,人气五贼之变,皆能相害";至清代,吴仪洛《成方切用》则有"风寒湿热干之"的论述。至于病机各家从不同角度阐述了自己的观点。明·秦昌遇《症因脉治》指出头痛的病机"或元气虚寒,遇劳即发;或血分不足,阴火攻冲;或积热不得外,或积痰留饮,或食滞中焦;或七情恼怒,肝胆火盛,皆能上冲头角而成内伤头痛之症也"。清·何梦瑶《医碥》则论述更详,他说:"头为清阳之分,外而六淫之邪气相侵,内而六腑经脉之邪气上逆,皆能乱其清气,相搏击致痛,须分内外虚实,实者其人血和气本不虚,为外邪所犯,或蔽复其清明,或壅塞其经络,或内之实火上炎,因而血瘀涩滞,不得通行而痛,其痛必甚,此为实。虚者其人气血本虚,为外邪所犯，或内之浊阴上干，虽亦血瘀涩滞，不能通行，而搏击无力，其痛不甚，此为虚。"

头为"诸阳之会""清阳之府"，五脏精华之血，六腑清阳之气，皆上注于头，若阴阳升降如常，气血充盈，外无非时之邪，就不会发生头痛之疾。或有六淫之邪外袭，或直犯清空，或循经络上干；或痰浊、瘀血痹阻经脉，致使经气壅遏不行；或气虚清阳不升，或血虚经脉失养，或肝肾之阴不足，肝阳偏亢；或情志怫郁，郁而化火，均可导致头痛的发生。总之可归为六淫外袭和内伤不足两大病因病机。六淫外袭多因起居不慎，风寒湿热之邪外袭，而发头痛。若风寒袭表，寒凝血涩，则头痛而恶寒战栗；若风热上扰清空，则头痛身热；若风湿袭表，上蒙清阳，则头痛而重；若湿邪中阻，清阳不升，浊阴不降，都可引起头痛。内伤不足多与肝、脾、肾三脏有密切关系。因于肝者，或肝阴不足，肝阳偏亢；若肝气郁滞，日久化火，上扰清空，而发头痛。因于脾者，或脾虚生化无权，气血亏虚，气虚则清阳不升，血虚则脑髓失养而发生头痛。因于肾者，多因房室过度，耗损肾精，以至髓海空虚，若肾阳衰微，寒从内生，清阳失旷；或肾阴不足，水不涵木，风阳上扰而致头痛者。亦有久病入络，血瘀络痹而引起的头痛。

二、头痛辨证分型述要

从文献中可见宋代把头痛分为三阳头痛、厥阴头痛、真头痛、内因头痛、外因头痛等。《圣济总录》在讨论《伤寒论》论头痛时，论曰："伤寒头痛者，邪气循阳脉上攻于头也……盖头痛者皆阳证也。故太阳头痛，必发热恶寒；阳明头痛，不恶寒反恶热；少阳头痛，脉弦细而发热。至于三阴脉，从足至胸，皆不至头。唯厥阴脉挟胃属肝络胆，循喉咙上颃颡，连目出额，故仲景止有厥阴头痛一证。"该文献记载了为什么在六经阳经中有三阳头痛，在三阴中只有厥阴头痛的道理。宋代的《太平圣惠方》《三因极一病证方论》以及元代的《医方类聚》中都对真头痛有较明晰的论述。在《太平圣惠方》中有"又有入连在脑，痛甚手足冷者，名真头痛。由风寒之气，循风府而入于脑，故云入连在脑，则痛不可忍，其真头痛不可疗也"的记载。《三因极一病证方论》则云："凡头痛者，乃足太阳受病，上连风府眉角而痛者，皆可药愈；或上穿风府，陷入泥丸宫而病者，是真头疼，不可以药愈，夕发旦死，旦发夕死，责在根气先绝也。"丹波元坚在《杂病广要》中则只记载了广义的内因头痛和外因头痛，他说："内因头痛，时作时止；外因头痛，常常有之。"至元、明、清后头痛证型逐渐丰富起来。元·朱震亨在《金匮钩玄》中提到了"血虚头痛"。明·虞抟记载了痰厥头痛的详细症状表现，他在《医学正传》中有如下的记载"治痰厥头痛，眼黑头旋，恶心烦闷，气促上喘，无力以言，心神颠倒，目不敢开，如在风云中，头苦痛如裂，身重如山，四肢厥冷，不得安卧"。李中梓在《医宗必读》中记载了风湿挟热头痛、偏正头痛、痰厥头痛、阳明头痛、肾厥头痛、伤食头痛、伤酒头痛、怒气伤肝头痛及气虚、血虚、胃热等头痛。还有偏头风、雷头风、大头痛等头痛病名的记载。张介宾在《景岳全书》中除记载了三阳头痛、厥阴头痛外，还提出了外感头痛、火邪头痛、阳虚头痛、阴虚头痛等。至清·李用粹在《证治汇补》中对各种头痛症状用简要的语言记载得更加明晰，他认为头痛："因风痛者，抽掣恶风；因热痛者，烦心恶热；因湿痛者，头重而天阴转甚；因寒痛者，绌急而恶寒战栗；因痰痛者，昏重而眩晕欲吐；因食痛者，噫酸发热而恶食；气虚痛者，九窍不利，恶劳动，其脉大；血虚痛者，鱼尾上攻，恶惊惕，其脉芤；肾厥痛者，下虚上实，其脉举之则弦，按之则坚；气逆痛者，心头换痛，其症胸腹胀满，呕吐酸水。"特别是明·秦昌遇在《症因脉治》中将今之偏头痛症状论述得甚为详尽，他认为："头痛之症，或在半边，或在两边，或痛二三日，或痛七八日，甚者数日之外，痛止仍如平人。"

近年不同版本的教材或学术会议对头痛中医证型也做了比较详细的分型。较早的由上海中医学院、北京中医学院、南京中医学院、广州中医学院、成都中医学院5大学院1960年编撰的《中医内科学讲义》中将头痛病分为外因头痛和内因头痛，外因头痛包括风寒头痛、风热头痛、风湿头痛；内因头痛包括肾虚头痛、肝阳头痛和痰厥头痛。到1985年由黄文东主审，方药中等中医名家所编的《实用中医内科学》也将头痛病分为外感头痛和内伤头痛，在外感头痛中分为风寒头痛、风热头痛和风湿头痛，而内伤头痛中除肾虚头痛、肝阳头痛，将痰厥头痛改为痰浊头痛外，又增加了气虚头痛、血虚头痛和瘀血头痛。由张伯臾主编1991年第8次印刷出版的高等医药院校教材《中医内科学》与《实用中医内科学》头痛证型完全一致。

三、偏头痛的中医辨证分型与个案治疗经验

洪治平多年来主要侧重偏头痛（即血管神经性头痛）的中医辨证治疗。偏头痛的中医证型以肝阳头痛最为多见，其他如血瘀头痛、肾虚头痛、痰浊头痛等证型也有所见，还有数量不少的无证可辨之偏头痛。

1.肝阳头痛： 头痛微眩，心烦时怒，夜卧不宁，或兼胁痛，苔薄，脉弦细。

证候分析： 偏头痛所见之肝阳头痛主要是由患者长期情志不遂，抑郁恼怒，使肝的舒解调畅功能失和，导致肝之阴阳调节不平衡，肝阴偏弱，肝阳偏亢。并未达到肝阴不足、肝阳明显上亢的程度（如原发性高血压引起的肝阳上亢之头痛）。肝阳偏亢，循经上扰清窍，则头痛微眩；肝阳偏亢，扰乱心神，则心烦时怒，夜卧不宁。兼有胁痛，苔薄，脉弦细乃肝阳偏亢之候。

治则： 柔肝平肝，缓急止痛。

方药： 芍药甘草汤加减：白芍20克，甘草10克，生石决明25克，珍珠母25克，僵蚕10克，白菊花15克，蔓荆子15克。

头痛重加延胡索、白芷以止痛；失眠重加酸枣仁、远志、夜交藤、合欢以安神养心。

方药分析： 方中白芍、甘草乃《伤寒论》中芍药甘草汤，两者共为君药。白芍，苦、酸、微寒，专入肝经，柔肝止痛，平抑肝阳，"益肝敛阴"（《本草正义》）；"白芍号为敛肝之液，收肝之气，而令气不妄行也"（《本草求真》）。甘草，甘、温，缓急止痛，两药相伍取其酸甘化阴之功效，以达柔肝抑阳，缓急止痛之目的。生石决明，咸、微寒，入肝经，清肝潜阳，"为凉肝镇肝之要药"（《医学衷中参西录》）；"入足厥阴血分，能生至阴之水，以制阳光"（《得配本草》）；"大补肝阴，肝经不足者，断不可少"（《要药分剂》）。蔓荆子，辛、甘、平，入肝经，清利头目，"为肝经胜药"（《药品化义》）；"搜肝风"（《汤液本草》）；"凉诸经血，止头痛"（《珍珠囊》）。白菊花，甘、苦、微寒，入肝经，养肝明目，"清利头目"（《随息居饮食谱》）；治"脑骨疼痛"（《药性本草》）；"甘菊之用，然虽系疏风之品，而性味甘寒，与羌、麻等辛燥者不同，故补肝肾药中可相须而用也"（《本草便读》）。僵蚕，咸、辛、平，入肝经，祛风解痉，"色白体坚，气味咸辛，

禀金水之精……治惊痫者，金平木也"（《本草崇原》）；"治头风"（《本草纲目》）。上4药共为臣药，辅助君药以增强其平肝抑阳、清利头目之力。珍珠母，甘、咸、寒，入肝经，为佐使药，协助君臣药，平肝潜阳。以上7味药，相辅相成，调节肝之阴阳，平抑肝之阳，益助肝之阴，共同发挥柔肝平肝、缓急止痛之功。

典型病例：李某，女，37岁，辽中县茨榆坨镇，农民。1997年3月8日初诊。

主诉：头痛5年，加重2年。

病史：5年前因劳累过度始发头痛，以左耳后、后枕部及眼眶部疼痛为重，时发时止，发作时不能忍受，需服止痛药。近2年，发作频繁，每月发作2～3次，多于月经前发病。头痛以跳痛为主，发病前可出现眼前有波纹或雾气感，常伴恶心，甚或呕吐。头痛发作期，服止痛片有时多达10片。本月发作4～5次，用各种止痛剂效果不佳。患者母亲有头痛病史。

四诊所见：头痛，左耳后、后枕部及眼眶部痛重，胀痛明显，时跳痛，恶心，甚则呕吐，心烦易怒，失眠，微感头眩，舌红，苔微黄，脉弦稍细。其他检查：颈强（－），颅神经（－），无瘫，腱反射正常，病理反射（－）。血压：130/85毫米汞柱。脑多普勒超声示：左侧大脑中动脉峰值和平均血流速度增快。

诊断：中医诊断为头痛，属肝阳头痛；西医诊断为偏头痛（血管神经性头痛）。

治则：柔肝平肝，缓急止痛。

方药：芍药甘草汤加减：白芍20克，甘草10克，生石决明25克，珍珠母25克，僵蚕10克，白菊花15克，蔓荆子15克。6剂，水煎，1日服1剂。

3月14日二诊：患者服药后，左耳部及眼眶部疼痛明显减轻，头晕、恶心症状消失，后枕部仍疼痛，失眠稍有减轻。在前方基础上加延胡索15克以增止痛之力，加合欢15克、夜交藤15克以宁神安眠。连服10剂，服法改为1剂药水煎，服一日半。

3月31日三诊：头已基本不痛，只感后枕部稍有不适，睡眠复常，继用前方去延胡索，6剂，服法同前。复查脑多普勒超声示：左侧大脑中动脉平均血流速度已恢复正常。

4月7日四诊：正值月经来潮，头仍未痛，诸症消失，苔薄，脉弦缓。改用以同样治则制成的院内制剂头痛平颗粒，每次1包，1日2次，开水冲服。连服半个月以巩固疗效。

7月15日五诊：3个月后随诊，头痛仍未复发，头痛达到临床治愈。

2.瘀血头痛：头痛经久不愈，多有固定疼痛部位，痛如锥刺，疼痛难忍，或有头部外伤史，舌质紫暗或有瘀斑，苔薄白，脉沉涩。

证候分析：或因内因或因外伤，瘀血阻滞，留久不去，故头痛经久不愈，疼痛部位固定；瘀血内停，气血循行不畅，脑窍失养，故痛如锥刺，疼痛难忍。舌质紫暗或有瘀斑，脉沉涩乃瘀血内停之征。

治则：活血化瘀，行气止痛。

方药：血府逐瘀汤加减：当归15克，川芎15克，赤芍15克，生地黄15克，丹参20克，鸡血藤15克，香附15克，香橼15克，枳壳10克，红花15克。

方药分析：方中当归，甘、辛、苦，温，入肝、心、脾经，活血化瘀，"性温能散……活血运行周身"（《药品化义》）；"主温中，止痛，除客血内塞"（《名医别录》）；"破恶血，养新血"（《日华子诸家本草》）；能"治头痛"（《本草纲目》）。丹参，苦，微寒，入心、心包经，活血祛瘀，"善治血分，去滞生新，调经顺脉之药也……故《妇人明理论》以丹参一物，而有四物之功，补血生血，功过于当、地，调血敛血，力堪芍药，逐瘀生新，性倍芎劳"（《本草汇言》）；"丹参通调血滞，温养气机……气凝血瘀之证，非温通气血，何能消散"（《本草正义》）。以上两药合为君药，共奏活血化瘀、祛滞生新之功。赤芍，酸、苦，凉，入肝、脾经，行瘀止痛"通顺血脉……散恶血，逐贼血"（《名医别录》）；"行血，破瘀，散血块"（《滇南本草》）。鸡血藤，苦，微温，入肝、肾经，行血活络，"去瘀血，生新血，流利经脉"（《饮片新参》）。红花，辛，温，入心、肝经，活血通经，祛瘀止痛，"性本温和，气亦辛散，凡瘀滞内积，及经络不利诸证，皆其专主"（《本草正义》）；"乃行血之要药……瘀行则血活，故能止痛"（《本草经疏》）。上3药共为臣药，辅助君药，以增活血化瘀、通窍止痛之力。香附，辛、微苦、甘，平，入肝、三焦经，理气解郁，调经止痛，"利三焦，解六郁……香附之气平而不寒，香而能窜而兼……运十二经气分"（《本草纲目》）；"调血中之气，开郁"（《滇南本草》）。香橼，辛、苦，微温，入肝、脾、肺经，理气止痛，"下气"（《本草拾遗》）；"平肝舒郁"

（《本草再新》）。枳壳，苦，微寒，入脾、胃经，破气散积，"下气"（《日华诸家本草》）。气为血之帅，血为气之母，气行则血行，气滞血亦滞。血瘀之病加行气之品，有助于血脉畅通。上3药共为佐药，佐助君臣药，气畅血行，脑络得以畅通。生地黄，亦为佐药，甘、苦、寒，入心、肝、肾经，"凉血消瘀"（《本草求真》）；"逐血痹"（《神农本草经》）。川芎，辛，温，入肝、胆、心包经，活血行气止痛，为使药，取其"气香上行，能升清阳之气，居上部功多，因其味辛温……使血流气行"（《药品化义》）。以上诸药，相辅相成，共奏活血化瘀、行气止痛之功，使瘀血得散，脑络得通，头痛止矣。

典型病例：齐某，男，25岁，北陵金属厂，工人。1994年8月2日初诊。

主诉：头痛3年，加重一个半月。

病史：3年前因头部外伤后，始发头痛。头痛部位在外伤部位附近（左颞部），后经医治，有2年未痛。近1年无明显诱因，头痛又作。近1个月头痛加重，刺痛明显，呈持续性，不能上班。CT检查无异常所见。

四诊所见：头痛，以左侧（颞部）明显，面色晦暗，痛如锥刺，夜间痛重致醒，失眠梦多，舌质暗，脉细微涩。

诊断：中医诊断为头痛，属血瘀型头痛；西医诊断为普通型偏头痛。

治则：活血化瘀，行气止痛。

方药：当归15克，丹参20克，赤芍15克，鸡血藤15克，红花15克，桃仁15克，香附15克，枳壳10克，石菖蒲15克，郁金15克。6剂，水煎，1日服1剂。

8月11日二诊：服上药6剂后头痛由痛如锥刺减为时微感刺痛，服药期间未见夜痛致醒，近日食少纳呆，加神曲15克，炒麦芽20克，健胃消食，以增食欲。连服10剂，用法同上。

8月25日三诊：又服上方10剂后，头部刺痛消失，食欲增进。但有倦怠乏力之感，上方中去红花、桃仁，减少活血化瘀之品，恐有伤气之虞，加黄芪20克，太子参20克等益气之品。连服6剂，用法同上。

9月5日四诊：头一直未痛，体力恢复，正常上班。嘱其按上方再服6剂，以巩固疗效。

3.痰浊头痛：头胀闷痛，昏蒙嗜睡，胸闷呕恶，苔白腻，脉弦滑。

证候分析：脾失健运，聚湿生痰，痰浊中阻，清阳不升，脑窍失养，故头胀闷痛，昏蒙嗜睡；痰浊中阻，胸阳不振，胃气不降，故胸闷呕恶。苔白腻，脉弦滑，乃痰浊内停之征。

治则： 涤痰降逆，化浊通阳。

方药： 二陈汤加减：半夏10克，橘红10克，茯苓15克，甘草10克，白术15克，远志15克，石菖蒲15克，天麻15克，川芎15克。

方药分析： 半夏，辛，温，入脾、胃经，燥湿化痰，降逆，"下气……头眩胸胀"（《神农本草经》）；"消心腹……痰热满结"（《名医别录》）；"治太阳痰厥头痛"（《医学启源》）。洁古张氏云："半夏每谓善治风痰，说者辄以辛能散风作解……实半夏泄降，惟积痰生热，积热气升……止能降气开痰，则风阳自息，决非可以发散外感之风。"橘红，辛、苦，温，入膀胱、脾、胃经，消痰利气，宽中散结，"辛能横行散结，苦能直行下降……盖治痰须理气，气利痰自愈，故用于肺脾，主一切痰病，功居诸痰药之上"（《药品化义》）。两药合而为君药，共奏化痰降逆之功效。茯苓，甘、淡，平，入脾、肺经，健脾补中利水，治"膈中痰水……开胸腑"（《名医别录》）；"淡能利窍，甘以助阳，除湿之圣药也"（《用药心法》）。白术，辛、甘，温，入脾、胃经，补脾燥湿，治"风眩头痛……消痰水"（《名医别录》）。远志，苦、辛，温，入心、肾经，祛痰解郁，"利九窍"（《神农本草经》）；"散痰涎"（《滇南本草》）；"行气解郁，亦善豁痰"（《本草再新》）。石菖蒲，辛，微温，入心、肝、脾经，开窍豁痰理气，"除痰消积"（《药性论》）。上4药共为臣药，白术、茯苓健脾胃，消痰水；远志、石菖蒲解郁开窍，豁痰理气，辅助君药以助其化痰降逆之力。川芎，辛，温，入肝、胆、心包经，为佐药，"味辛气温……以气用事……能上达头目，直透顶巅"（《本草正义》）。天麻，甘，平，入肝经，亦为佐药，"治风虚眩晕头痛"（《珍珠囊》）；"通血脉，开窍"（《日华子诸家本草》）。上2药共同辅佐君臣之药增加涤痰降逆，化浊通阳之效。甘草，甘，平，入心、脾、肺经，为使药，李杲云："甘草其性能缓急，而又协和诸药，使之不争，故热药得之缓其热，寒药得之缓其寒，寒热相杂者，用之得其平。"

典型病例： 呼某，女，30岁，铁岭市，干部。1998年6月1日初诊。

主诉： 头痛8年，加重2个月。

病史： 8年前始发头痛，每年发作数次，多因天气变化时发作，特别是阴霾天气发病较多，以头胀、头重为主。近2个月发作频繁，CT检查颅内无异常所见，西医诊为偏头痛、紧张性头痛。曾用正天丸、头痛片等未效，于6月1日来诊。

四诊所见： 头胀，头重以头顶和前额为甚，胸闷肢重，伴头晕，发病时恶心，时呕出少许痰涎，舌淡苔腻，脉滑。

诊断： 中医诊断为头痛，属痰浊型头痛；西医诊断为普通型偏头痛。

治则： 化痰降逆，通阳开窍。

方药： 炙半夏10克，白术15克，茯苓15克，甘草5克，蔓荆子15克，川芎15克，天麻15克，橘红10克。6剂，水煎，1剂服一日半。

6月10日二诊：服上方6剂，头胀、头重稍减轻，仍胸闷肢重，头晕。考虑痰浊内阻仍存，清阳不展仍在。在前方基础上加淡竹茹10克，天竺黄10克，白菊花15克，以化痰浊，展清阳，清头目。连服10剂，服法同前。

6月26日三诊：头胀、头重消失。但近日睡眠欠佳，舌由淡转红，脉由滑转为弦而稍细，恐有温燥之品伤阴之嫌，故去半夏，加白芍15克，玄参15克，以敛阴液；加炒酸枣仁20克，合欢皮15克以安神助眠。连服6剂，服法同前。

7月5日四诊：未发头痛，睡眠正常，嘱其按上方再服6剂。

2002年8月10日随访已4年未发头痛，病已临床痊愈。

4.肾虚头痛： 头部空痛，脑鸣，眩晕，健忘，腰膝酸软，遗精阳痿，性欲减退，舌淡苔薄，脉沉细。

证候分析： 肾藏精，精能生髓，脑为髓海，肾虚而脑髓不足，髓海空虚，故头部空痛而脑鸣，眩晕，健忘；肾主骨，且腰为肾之府，肾虚则腰膝酸软；肾藏精，主二阴，肾虚精关不固则遗精阳痿。舌淡苔薄，脉沉细乃肾虚之候。

治则： 补肾填精。

方药： 左归丸加减：熟地黄20克，肉苁蓉20克，山药20克，山茱萸15克，菟丝子15克，枸杞子20克，淫羊藿15克，巴戟天15克，川牛膝15克。

方药分析： 熟地黄，甘，微温，入肝、肾经，"滋肾水，封填骨髓，利血脉"（《本草从新》）；"生精血，补五脏"（《本草纲目》）。肉苁蓉，甘、酸，微温，入肾、大肠经，补肾生精润燥，"益髓……壮阳"（《药性论》）；"养命门，滋肾气，补精血之药也。男子丹元虚冷而阳道久沉，妇人冲任失调而阴气不治，此乃平补之剂，温而不热，补而不竣，暖而不燥，滑而不泄，故有苁蓉之名"（《本草汇言》）。上2药合为君药，共奏补肾精，填骨髓之功效。山药，甘，平，入肺、脾、肾经，"益肾气"（《本草纲目》）；"滋精固肾……补肾水必君茱、地"（《本草正义》）；"治头疼，助阴力"（《食疗本草》）。山茱萸，酸，微温，入肝、肾经，补肝肾，涩精气，"治脑骨痛……补肾气，兴阳道，填精髓，疗耳鸣"（《药性论》）；"山茱萸能补骨髓者，取其温涩能秘精气，精气不泄，乃所以补骨髓"（《渑水燕谈录》）。菟丝子，辛、甘，平，入肝、肾经，益精髓，"补肾养肝……但补而不竣，温而不燥，故入肾经，虚可以补，实可以泻，寒可以温，热可以凉，燥可以润。非黄柏、知母苦寒而不温，有泻肾经之气；非肉桂、益智，辛热而不凉，有动肾经之燥；非苁蓉、锁阳，甘咸而滞气，有生肾经之湿者比也"（《本草汇言》）。枸杞子，甘，平，入肝、肾经，"滋肾……明目"（《本草纲目》），陶弘景云："补益精气，强盛阴道。"淫羊藿，辛、甘、温，入肝、肾经，"补肾虚，助阳"（《医学入门》）。巴戟天，辛、甘、温，入肝、肾经，补肾阳，"补肾要剂……强阴益精，以其体润故耳"（《本草求真》）。上5味药均为补肾要药，共为臣药，或侧重于补肾之阴，或侧重于补肾之阳，或侧重于补肾之精，共同辅助君药，以增其补肾精、填脑髓之力。川牛膝，甘、苦、酸，平，入肝、肾经，为佐使药，该药既有"补肾填精"作用（《药性论》），又有"能引诸药下行"作用（《本草衍义补遗》），将诸补肾填精之品引入病所以更好地发挥功效。

典型病例： 丁某，女，44岁，西丰县城镇，工人。2000年3月20日初诊。

主诉： 头痛10年，加重1个月。

病史： 患者10年前始发头痛，头痛不重，空痛为主，间断性发作。1个月前头痛加重，以前额偏左明显，仍为空痛，持续时间较长，伴有健忘、脑鸣等症状。查头部CT无异常所见，脑彩超提示血管痉挛。曾诊为偏头痛、脑动脉硬化等。近日头痛、脑鸣加重来诊。

四诊所见： 头痛且空，脑鸣，眩晕，健忘，少寐，性欲减退，腰膝酸软，舌淡苔薄，脉沉细无力。

诊断： 中医诊断为头痛，肾虚型头痛；西医诊断为普通型偏头痛合并脑动脉硬化。

治则：益肾填精，补脑生髓。

方药：熟地黄20克，肉苁蓉20克，山药20克，山茱萸15克，菟丝子15克，枸杞子20克，淫羊藿15克，巴戟天15克，杭菊花15克，蔓荆子15克，远志15克，川牛膝15克。6剂，水煎，1剂服一日半。

3月29日二诊：头痛且空稍减轻，仍脑鸣，眩晕，考虑补肾益精之品量仍不足，前方加鹿角胶15克、龟板胶15克等血肉有情之品以增补肾填精之力。连服10剂，用法同上。

4月14日三诊：头痛空感显著减轻，脑鸣已成间断性，较前为轻，睡眠近于正常。连服10剂，用法同上。

4月29日四诊：除健忘、性欲减退稍有改善外，其他症状大都消失。考虑主要症状头痛已好，肾虚之病痊愈尚待时日，嘱其将上方制成丸剂长期服用，以善其后。

四、头痛平颗粒治疗肝阳头痛型偏头痛临床研究

头痛平颗粒系在原消偏饮汤剂治疗肝阳头痛型偏头痛数百例，取得较好疗效基础上研制而成颗粒剂。为进一步了解该颗粒剂的临床疗效，选择了30例肝阳头痛型偏头痛患者进行临床试验，并与正天丸对照，现将试验结果报告如下：

（一）临床资料

试验组（头痛平颗粒）30例，其中男性12例，女性18例。年龄＜25岁5例，年龄≥25岁10例，年龄≥35岁15例。平均年龄（33.73±8.55）岁。病程＜1年4例，病程≥1年11例，病程≥5年15例。普通型偏头痛22例，典型偏头痛8例。头痛IV级者19例，头痛III级者11例。头痛持续时间＜6小时6例，头痛持续时间≥6小时6例，头痛持续时间≥12小时16例。对照组（正天丸）30例，其中男性10例，女性20例。年龄＜25岁6例，年龄≥25岁15例，年龄≥35岁9例。平均年龄（30.87±7.31）岁。病程＜1年3例，病程≥1年17例，病程≥5年10例。普通型偏头痛26例，典型偏头痛4例。头痛IV级者18例，头痛III级者11例。头痛持续时间＜6小时4例，头痛持续时间≥6小时4例，头痛持续时间≥12小时17例，提示两组性别、年龄、病程、头痛类型、头痛强度、头痛持续时间等方面经统计学处理，均无显著性差异，$P > 0.05$，两组病例具有均衡性和可比性，详见表2-1和表2-2。

表2-1　两组性别、年龄、病程均衡性比较

组别	例数（例）	性别		年龄（岁）			病程（年）		
		男	女	<25	≥25	≥35	<1	≥1	≥5
试验组	30	12	18	5	10	15	4	11	15
对照组	30	10	20	6	15	9	3	17	10

性别：$x^2=0.287$，$P>0.05$　病程：$x^2=2.422$，$P>0.05$　年龄：$x^2=2.590$，$P>0.05$

表2-2　两组头痛类型、头痛强度、头痛持续时间均衡性比较

组别	例数（例）	头痛类型		头痛强度（级）		头痛持续时间（小时）		
		普通型	典型	Ⅳ	Ⅲ	6	≥6	≥12
试验组	30	22	8	19	11	8	6	16
对照组	30	26	4	18	12	4	9	17

头痛类型：$x^2=0.833$，$P>0.05$　头痛强度：$x^2=0.071$，$P>0.05$　头痛持续时间：$x^2=1.970$，$P>0.05$

（二）病例选择标准

1.诊断标准：

（1）西医诊断标准：根据1988年国际头痛学会所制订的国际头痛分类及诊断标准并参照《中药新药临床研究指导原则》和高等医药院校统编教材《神经病学》有关偏头痛诊断标准制订本标准。

①反复发作或持续性剧烈头痛，多表现偏侧头痛，亦可双侧头痛。疼痛部位在额颞、前额及头顶等处。疼痛性质多为跳痛、刺痛、胀痛或头痛如裂。②头痛发作期可伴有恶心、呕吐、食欲不振等症状。③发病特点为急性、亚急性或慢性起病。每与精神紧张、过劳、气候变化、服血管扩张剂和食用含酪胺高食物有关。④常伴有视觉先兆症状，如畏光、眼前闪光或火花、视物变形、偏盲等。⑤好发于青壮年，女性多于男性。⑥头皮触痛。⑦常有家族史。⑧压迫颈总动脉或颞动脉可使头痛减轻。

①②两项为主要症状，第③～⑧项为次要症状。凡具备主要症状及次要症状3项者即可确定诊断，典型偏头痛必须具备第④项视觉先兆症状。

（2）中医辨证分型标准：参照《中药新药临床研究指导原则》关于头痛中医辨证分型标准制订本标准。

肝阳头痛证：

主症：头部胀痛或跳痛，以额、颞部疼痛多见。

次症：头晕，心烦，易怒，失眠，口干口苦，舌质红苔黄，脉弦或弦细数。具备主症及次症5项者即可确定诊断。

2.试验病例标准：

（1）纳入病例标准：凡符合西医诊断标准和中医辨证分型标准，年龄在15～50岁之间的重度或中度头痛患者均可纳入试验病例。

（2）排除病例标准：①脑出血、脑梗死、蛛网膜下腔出血、硬膜下血肿、高血压、脑外伤综合征及颅脑内其他占位性或器质性病变引起头痛者。②合并心血管、肝、肾、血液、内分泌系统严重原发性疾病及癫痫、精神病患者。③妊娠、准备妊娠或哺乳期妇女，过敏体质及对本药过敏者。④不符合纳入标准或未按规定用药，无法判定疗效或资料不全影响疗效和安全性判断者。

3.临床观测指标：

（1）安全性观测指标：①一般体检项目，包括脉搏、呼吸、血压、体温等。②血、尿、便常规检查。③心电图及肝、肾功能检查。

（2）疗效性观测指标：①注意观察治疗前后头痛发作次数、持续时间、强度、部位、性质及中医证候的变化情况。②观察治疗前后经颅多普勒超声等理化检测指标测值的变化情况。

（三）分组与观察用药方法

1.分组：采用随机对照法进行临床试验与分组。随机方法采用随机数字表法。试验组30例，对照组30例，均为门诊患者，选择病例时严格控制可变因素。

2.观察用药方法：试验组30例均投用头痛平颗粒（辽宁省中医研究院制剂室生产），每次1袋，1日3次，开水冲服。对照组30例，均投用正天丸（南方制药厂生产，批号：960603），每次1袋，1日3次，口服。2周为1个疗程，观察1个疗程，随访半年。疗程或随访期间停用其他有治疗作用的药物。

（四）头痛强度与中医证候分级记分标准及疗效判定标准

1.头痛强度分级标准：

（1）Ⅰ级：无头痛发作。

（2）Ⅱ级：轻度头痛，不影响劳作。

（3）Ⅲ级：中度头痛，影响或不能劳作。

（4）Ⅳ级：重度头痛，需卧床休息。

2.中医证候分级与记分标准：见表2-3。

表2-3　中医证候分级记分表

证候	重（3分）	中（2分）	轻（1分）	正常（0分）
*头痛	重度头痛，需卧床休息	中度疼痛，影响或不能劳作	轻度头痛，不影响劳作	无头痛
头晕	头痛即晕，痛止亦晕	头痛即晕，痛止晕消，持续时间长	稍头晕，偶尔出现，时发时止	无头晕
心烦	持续心烦，难以控制	心烦时发时止，尚可控制	偶有心烦	无心烦
易怒	无明显诱因即发怒	有诱因则发怒	偶有发怒	无发怒
失眠	彻夜不眠，难以入睡	睡眠时好时差，或能入睡，稍有动静即醒	偶有失眠	睡眠正常
口干口苦	口干口苦严重，难以忍受，饮水仍不缓解	口干口苦较重，可以忍受，饮水后减轻	偶有口干口苦之感觉	无口干口苦
舌质	深红	红	稍红	正常
舌苔	苔黄而厚	苔黄	苔薄黄	正常
脉象	弦而有力或弦细数明显	弦或弦细数	稍弦或稍弦细数	正常

注：＊：在原记分基础上乘以2

3.疗效判定标准：头痛疗效判定标准如下。

（1）临床治愈：头痛停止发作，停药半年无复发者。

（2）显效：头痛强度减轻2级，或发作次数或头痛持续时间减少≥2/3，停药半年后虽有复发，但头痛强度，或发作次数或头痛持续时间显著减轻者。

（3）有效：头痛强度减轻1级，或发作次数或头痛持续时间减少<2/3，≥1/3者。

（4）无效：头痛强度不减轻，或发作次数或头痛持续时间减少<1/3者。

中医证候疗效判定标准：

（1）临床治愈：治疗后临床症状消失，舌脉正常，积分值为零。

（2）显效：临床症状及舌脉治疗后较治疗前积分值下降≥2/3者。

（3）有效：临床症状及舌脉治疗后较治疗前积分值下降<2/3，≥1/3者。

（4）无效：临床症状及舌脉治疗后较治疗前积分值下降<1/3者。

（五）观察结果

1.**试验组与对照组头痛疗效比较**：从表2-4可见，试验组愈显率和总有效率分别为76.7%和93.4%，而对照组分别为36.6%和83.3%。两组头痛疗效经Ridit分析，$n=3.12$，$P<0.01$，有非常显著性差异，提示试验组头痛疗效明显优于对照组。

表2-4　两组头痛疗效比较

组别	例数	临床治愈 例（%）	显效 例（%）	有效 例（%）	无效 例（%）	愈显率 （%）	总有效率 （%）
试验组	30	14（46.7）	9（30.0）	5（16.7）	2（6.6）	76.7	93.4**
对照组	30	4（13.3）	7（23.3）	14（46.7）	5（16.7）	36.6	83.3

注：**：组间比较$P<0.01$

2.**试验组与对照组头痛强度疗效比较**：从表2-5可见，试验组头痛强度治疗前后自身比较，经Ridit分析，$n=6.08$，$P<0.001$，有非常显著性差异。两组治疗后头痛强度比较，经Ridit分析，$n=3.45$，$P<0.01$，亦有非常显著性差异，提示试验组药物对头痛强度有显著改善作用，且其作用明显优于对照组药物。

表2-5　两组头痛强度疗效比较

组别	治疗时间	头痛强度（级）			
		Ⅳ	Ⅲ	Ⅱ	Ⅰ
试验组	治前	19	9	5	2
（$n=30$）	治后	1	4	5	20△△△**
对照组	治前	18	12	0	0
（$n=30$）	治后	2	11	13	4

注：组内比较：△△△$P<0.001$；组间比较：**$P<0.01$

3.**试验组与对照组头痛持续时间疗效比较**：从表2-6可见，试验组治疗前头痛平均持续时间为（14.13±12.00）小时，治疗后降至（1.89±4.71）小时。经t检验，$t=5.202$，$P<0.001$，有非常显著性差异。对照组治疗前头痛平均持续时间为（14.00±8.37）小时，治疗后降至（6.32±5.99）小时，与试验组治疗后头痛平均持续时间比较，$t=3.18$，$P<0.01$，有非常显著性差异。提示试验组药物能明显缩短头痛持续时间，且其疗效优于对照组。

表2-6　两组头痛持续时间疗效比较（$\bar{x} \pm s$）

组别	例数（例）	头痛持续时间	
		治疗前	治疗后
试验组	30	14.13 ± 12.00	1.89 ± 4.71[**△△△]
对照组	30	14.00 ± 8.37	6.32 ± 5.99

注：组间比较：[**]$P < 0.01$；组内比较：[△△△]$P < 0.001$

4.试验组与对照组中医证候疗效比较：从表2-7可见，试验组中医证候的愈显率和总有效率分别为70.7%、93.3%，而对照组中医证候愈显率和总有效率则分别为23.3%、83.3%。经Ridit分析，$n = 3.23$，$P < 0.01$，有非常显著性差异。提示试验组证候疗效明显优于对照组。

表2-7　两组中医证候疗效比较

组别	例数（例）	临床治愈 例（%）	显效 例（%）	有效 例（%）	无效 例（%）	愈显率（%）	总有效率（%）
试验组	30	5（16.7）	16（53.3）	7（23.3）	2（6.7）	70.7	93.3[**]
对照组	30	3（3.3）	6（20.0）	18（60.0）	5（16.7）	23.3	83.3

注：组间比较：[**]$P < 0.01$

5.试验组与对照组主要中医症状疗效比较：从表2-8可见，试验组3个主要中医症状治疗后平均积分值与治疗前平均积分值比较，经t检验，均有非常显著性差异，$P < 0.001$。其差值平均值与对照组比较，经t检验，心烦症状，有非常显著性差异，$P < 0.001$。失眠症状，$P < 0.05$，有显著性差异。而易怒症状，无显著性差异，$P > 0.05$。比较结果提示：试验组药物对心烦、易怒、失眠等症状有明显改善作用，其中对心烦症状改善作用还明显优于对照药，对失眠症状的改善亦优于对照药，而对易怒症状的改善作用与对照药相近。

表2-8　两组主要中医症状疗效比较

症状	例数（例）	试验组			例数（例）	对照组		
		治前	治后	差值		治前	治后	差值
心烦	30	2.73 ± 0.45	0.60 ± 0.62[△△△]	2.10 ± 0.71[***]	30	2.57 ± 0.57	1.37 ± 0.55	1.20 ± 0.55
易怒	30	2.08 ± 0.69	0.50 ± 0.65[△△△]	1.58 ± 0.95	30	2.45 ± 0.51	1.24 ± 0.58	1.21 ± 0.56
失眠	30	2.40 ± 0.56	0.70 ± 0.65[△△△]	1.70 ± 0.65[*]	30	2.47 ± 0.51	1.23 ± 0.63	1.23 ± 0.63

注：[△△△]$P < 0.001$；[***]$P < 0.001$；[*]$P < 0.05$

6.试验组经颅多普勒超声测值治疗前后的变化：从表2-9可见，试验组治疗前后左右大脑中动脉（MCA）平均血流速度（Sm）的异常率均为75%，累计异常率亦为75%。治疗后左侧大脑中动脉（LMCA）Sm异常率降为12.5%，右侧大脑中动脉（RMCA）Sm异常率降为5%，累计异常率降为9.1%。治疗前后异常率经X^2检验，均有非常显著性差异，$P<0.005$。提示试验组药物具有明显调节颅内血管血流速度的作用。

表2-9 试验组经颅多普勒超声平均血流速度（Sm）治疗前后比较

动脉名称	例数（例）	治前			治后		
		正常	异常	异常率（%）	正常	异常	异常率（%）
LMCA	24	6	18	75.0	21	3	12.5***
RMCA	20	5	15	75.0	19	1	5.0***
累计	44	11	33	75.0	40	4	9.1***

注：***$P<0.005$

7.试验组病程与疗效的关系：从表2-10可见，病程＜1年，病程≥1年，病程≥5年患者其总有效率分别为100%、90.9%和93.3%。经Ridit分析，其Ridit平均值95%的可信区间分别为0.1255～0.6913、0.3415～0.6827、0.3539～0.6461。均有交叉，无显著性差异，$P>0.05$。提示试验组药物对不同病程患者的疗效是一致的。

表2-10 病程与疗效的关系

病程	例数（例）	临床治愈	显效	有效	无效	总有效率（%）
		例（%）	例（%）	例（%）	例（%）	
＜1年	4	1（25.0）	2（50.0）	1（25.0）	0（0）	100.0
≥1年	11	6（54.4）	2（18.2）	2（18.2）	1（9.1）	90.9
≥5年	15	7（46.7）	5（33.3）	2（13.3）	1（6.7）	93.3

8.试验组头痛强度与疗效的关系：从表2-11可见，Ⅳ级（重度）和Ⅲ级（中度）头痛患者的总有效率分别为94.8%、90.9%。经Ridit分析，$n=0.98$，$P>0.05$，无显著性差异。提示试验组药物对Ⅳ级和Ⅲ级头痛的疗效是一致的。

表2-11 头痛强度与疗效的关系

头痛强度 （级）	例数 （例）	临床治愈 例（%）	显效 例（%）	有效 例（%）	无效 例（%）	总有效率 （%）
IV	19	9（47.3）	6（31.6）	3（15.8）	1（5.2）	94.8
III	11	5（45.4）	3（27.3）	2（18.2）	1（9.1）	90.9

9.试验组年龄与疗效的关系：从表2-12可见，年龄＜25岁、年龄≥25岁、年龄≥35岁三个年龄段的总有效率分别为100%、100%和86.7%。经Ridit分析，其Ridit平均值95%的可信区间分别为0.4580～0.9198、0.3743～0.7615、0.3539～0.6461。均有交叉，无显著性差异，$P > 0.05$。提示试验组药物对不同年龄患者疗效是一致的。

表2-12 年龄与疗效的关系

年龄 （岁）	例数 （例）	临床治愈 例（%）	显效 例（%）	有效 例（%）	无效 例（%）	总有效率 （%）
25	6	4（66.7）	2（33.3）	0（0）	0（0）	100.0
25	9	4（44.5）	3（33.3）	2（22.0）	0（0）	100.0
35	15	6（40.0）	4（26.7）	3（13.3）	2（13.3）	86.7

10.试验组性别与疗效的关系：从表2-13可见，男性的总有效率为92.3%，女性的总有效率为94.1%，经Ridit分析，$n=0.45$，$P > 0.05$，无显著性差异。提示试验组药物对男女不同患者的疗效是一致的。

表2-13 性别与疗效的关系

性别	例数 （例）	临床治愈 例（%）	显效 例（%）	有效 例（%）	无效 例（%）	总有效率 （%）
男	13	7（53.8）	3（23.1）	2（15.4）	1（7.7）	92.3
女	17	7（41.2）	6（35.3）	3（17.6）	1（5.9）	94.1

（六）讨论与结论

（1）头痛平颗粒治疗偏头痛30例前期临床试验，并与对照组进行了对照。两组药物对头痛的愈显率和总有效率分别为76.7%、93.4%和36.6%、83.3%。其疗效试验组优于对照组。头痛平颗粒在减轻头痛强度和缩短头痛持续时间方面明显优于对照药正天丸。该药对中医证候也有明显疗效,其愈显率和总有效率分别为70.7%、93.3%,其疗效明显优于对照组。对心烦、易怒、失眠等主要中医症状均有明显改善作用,其中对心烦、失眠等症状改善作用还明显优于正天丸。对易怒症状改善与对照组相近。该药对颅内血管异常的血流速度有较明显的调节和改善作用。头痛平颗粒对不同病程、不同疼痛等级、不同年龄段、不同性别偏头痛的疗效是一致的。服药期间患者主诉未见有任何毒副作用和不良反应。

（2）偏头痛是一种发作性头部功能不稳定与体内某些活性物质暂时性改变引起的一种头痛。近年,对该病又有了新的认识。认为是一种不稳定三叉神经—血管反射,伴有疼痛控制通路中的节段性缺陷性疾病。在国外,美国最近对9500个家庭,23611人的调查结果是:女性患有偏头痛占14.6%,男性占4.8%。偏头痛是一种常见病、多发病。其发病机制,血管学说认为发病时先有颅内动脉收缩,局部血流量减少,生化方面可见血浆5-HT含量短暂增高,引起视觉、感觉改变等先兆症状。继而颅内外动脉扩张,出现头痛。头痛平颗粒临床与实验试验研究表明,对偏头痛有较好的疗效。其中头痛愈显率和总有效率分别为76.7%、93.4%,中医证候的愈显率和总有效率则分别为70.7%、93.3%,其疗效优于对照药。该药能明显减轻头痛强度和缩短头痛持续时间,并能调解颅内血管异常的血流速度。动物实验表明:该制剂有减轻动物脑组织血管通渗性和对5-HT、NE引起的主动脉平滑肌收缩有协调作用;并有抑制模型动物脑组织中5-HT降低和5-HIIA升高的作用,为该制剂的作用机制提供了一定的实验依据。

（3）中医认为偏头痛一病,病因有六淫邪气外袭和内伤不足两个方面。经多年临床实践体会内伤不足者居多。在内伤不足中,又以情志不遂,忧思恼怒,导致肝气郁滞,日久肝阴暗耗,肝阴不足,肝阳偏亢,上扰清窍引发偏头痛者居多。头痛平颗粒即基于此病因病机,通过柔肝平肝、缓急止痛之功能而发挥治疗作用的。方中白芍、甘草为主要药物,取其酸甘化阴之功效以达柔肝平肝、缓急之目的;僵蚕,入肝经,"祛风解痉"(《本草纲目》);生石决明,清肝潜阳;蔓荆子,清利头目,"搜肝风"(《汤液本草》)。上述诸药物协同作用共同发挥柔肝平肝、缓急止痛作用。

以"通"为用，活血化瘀、涤痰散结疗胸痹心痛

一、胸痹心痛的病因病机

《金匮要略》中首次提出："师曰：夫脉当取太过不及，阳微阴弦，即胸痹而痛，所以然者，责其极虚也。今阳虚知在上焦，所以胸痹心痛者，以其阴弦故也。"还指出："寸口脉沉而迟，关上小紧数。"由此，明确了胸痹心痛的病机是"阳微阴弦"，即"本虚标实"。本虚者，或因先天禀赋不足，或因年老体衰，或因营虚血少，而致阴阳、气血虚损，特别是心气虚和心阳虚，与之关联的脏腑涉及脾肾；标实者，或因滋食膏粱厚味，或因七情过激，或因劳逸失度，或因壅瘀生热，而致气滞、痰浊、血瘀、热结、寒凝，胸阳被遏，心络闭阻，痹而致痛。

洪治平认为胸痹心痛不管是实证之寒凝、气滞、血瘀、痰阻，还是虚证之心气血阴阳不足，最终均累及心胸之阳气，心胸之阳被阻或受损，而运血无力，进而导致心脉瘀滞，痹而不通，发为本病。明确指出心痛是由于痰饮中阻，血凝而不流，致心脉不通所致。历代医家对此也有提及。喻嘉言曾论道："胸痹心痛，然总因阳虚，故阴得乘之。"《金匮要略·心典》也提到"胸中，心阳……阳痹之处，必有痰浊阻其间"。《素问·脉要精微论》说："脉者，血之府也……涩则心痛。"《素问·痹论》曰："痹……在于脉则血凝而不流。""心痹者，脉不通。"

二、治法

胸痹心痛的病机是心胸之阳被阻或受损，而运血无力，进而导致心脉瘀滞，痹而不通，发为本病。根据治病求本的思想，洪治平以通法作为胸痹心痛的基本大法，具体包括两层含义：①通心中之阳气。②通痹阻之心脉。

三、处方特点

针对病机，立"通法"为基本治法，以通为用，设瓜蒌、丹参组成药对，以瓜蒌散结通阳涤痰，通心中之阳气；丹参活血祛瘀生新，通痹阻之心脉。

早在《神农本草经》就提出并阐述了药对理论，该书中说："有相须者，有相使者，有相畏者，有相恶者，有相反者，有相杀者……当用相须、相使者良，勿用相恶、相反者。若有毒宜制，可用相畏、相杀者，不尔，勿合用也。"通过药物的七情理论，明确了药对的基本原则。洪治平认为，针对胸痹心痛的治疗，使用瓜蒌、丹参药对，直接针对病机，可以起到事半功倍的效果。洪治平以药对中的瓜蒌，取其宽中散结涤痰之效，以通心中之阳气；用丹参，取其养血活血、祛瘀生新之功，以通痹阻之心脉，两药相彰，为治疗胸痹心痛之最佳组合。

中医古籍对瓜蒌、丹参的论述也颇为丰富。《本草思辩录》中说："瓜蒌实之长，在导痰浊下行，故结胸胸痹，非此不治。"《本草求真》亦云："能除上焦……胸膈郁结痰气，使之入肠胃而下降。"《本草纲目》："张仲景治胸痹痛引心背，咳唾喘息，及结胸满痛，皆用瓜蒌实，乃取其甘寒不犯胃气，能降上焦之火，使痰气下降也。"《妇人明理论》云："丹参一味，功同四物。"《神农本草经》曰："主心腹邪气。"《名医别录》云："养血……去心腹痼疾，结气。"《日华子诸家本草》云："养神定志。"可见瓜蒌、丹参之功效，均有利于胸痹心痛的治疗。

四、辨证论治

根据胸痹心痛的证候特点，将其分为痰瘀互阻、寒凝心脉、气滞心胸、瘀血闭阻、心气不足、心阴不足等六型论治。

（一）痰瘀互阻证

1.主症：胸闷重，或胸部刺痛，痛有定处，夜间较重。次症：咳唾痰涎，身重。舌脉：舌质微紫而暗，苔白腻，脉弦滑或涩或结代。

2.证候分析：洪治平认为胸痹心痛的发生，多因恣食膏粱厚味，或饥饱失常，日久损伤脾胃，运化失职，饮食不能化生气血，聚湿生痰，上犯心胸，气机不畅，心脉痹阻，不通则痛，遂致心痛。脾胃功能失调为本病发生的先决条件，饮食、情志因素是胸痹心痛的诱发因素，脾胃气虚是本，痰瘀互阻为标。故临证时需注重痰浊、瘀血为患，治疗应化痰活血，不能偏废其一。

3.辨治思路:

(1)把握证候特点:洪治平根据多年临证经验,对本病证的证候进行了总结。症状:胸闷重,时有胸部刺痛,痛有定处,夜间较重,身重,咳唾痰涎,舌质微紫而暗,苔白腻,脉弦滑或涩或结代为该证证候特点。痰为阴邪,其性黏滞,停于心胸,阻遏阳气,心脉不通,故胸闷重;阳气被阻,气滞血瘀,故痛有定处;痰瘀阻滞为阴邪致病,阴邪为病则夜间多重;痰浊黏滞,故见身重,咳唾痰涎。

(2)痰瘀同治,辨痰重瘀重:痰浊、瘀血二者在源头是统一的,即都是由湿邪发展而来,因此,在疾病之初,即便只表现痰浊或瘀血的一种证候特征,也应考虑到痰瘀互结的趋势,在治疗上也需兼顾活血和化痰。不仅如此,临证时还需辨别痰瘀孰先孰后,孰轻孰重,权衡治之。一般原则是,先病痰后病瘀,且痰结为甚者,当先治其痰,脏腑涉及肺脾肾;先病瘀后病痰,血瘀较重者,宜治瘀为主,脏腑涉及心肝脾;痰瘀并重者,则祛瘀化痰并重。

(3)临证不忘调理气机:痰瘀阻滞为阴邪致病,胸中阳气被遏,气机不畅,气滞不行,气滞于内,加重痰瘀阻滞,形成恶性循环。故此,化痰祛瘀之时,需兼调气机,气行则血行,气旺则痰瘀自消。

4.治法方药:治疗胸痹心痛痰瘀互阻型,用"化痰宽胸、活血利气"之法。基本处方:瓜蒌、橘红、香附、丹参、延胡索、葛根。方中:瓜蒌为君药,化痰导滞,宽中利气。《本草图解》云:"主胸痹……涤痰。"《品汇精要》曰:"消痰结。"《本草正义》曰:"瓜蒌仁,体润能去燥,性滑能利窍……若为痰浊……皆滞于内不得升降,致成气逆胸闷……借其滑润之力以涤膈间垢腻,则痰消气降,胸宽……无不奏效"。丹参,苦,微寒,入心、心包经,活血祛瘀通经;延胡索,辛、苦,温,活血利气止痛,两药合为臣药,辅佐君药发挥活血通脉,祛瘀止痛功效。橘红和香附共为佐药,橘红,辛、苦,温,消痰利气,宽中散结;香附,辛、微苦、甘,平,开郁宽中,以增君臣药化痰宽中之力,使痹阻心胸而致的痰浊气滞得以消散。葛根,甘,平,体轻上浮,有助于引诸药上行以达病所,是为使药。以上6药,互相协调,相辅相成,共奏化痰宽胸、活血利气之功效。

5.病案举例:高某,女,69岁,以"胸闷痛反复发作5年余"于2013年4月9

日初诊。患者5年前，于活动中，时常出现胸部闷痛，每次3～5分钟，休息可缓解。多次于多家医院以"冠心病，心绞痛"住院治疗。平素自服"消心痛片"等药物，胸痛多于情绪激动、劳累时发作。目前：胸闷痛，倦怠乏力，身重，纳呆。查体见舌体胖大，边有齿痕，苔白腻，脉弦滑。诊断为痰瘀互阻之胸痹心痛。药用：瓜蒌25克，橘红10克，香附15克，丹参20克，延胡索15克，葛根20克，陈皮15克，茯苓15克，白术15克，党参25克，炙甘草15克，每日1剂，水煎服，连服10日。

2013年4月19日复诊，胸闷痛明显减轻，但仍倦怠乏力，身重，纳呆，舌体胖大，边有齿痕，苔白，脉弦细。原方加白扁豆15克，山药15克，莲子肉15克，连服14天后，患者症状基本消失。以人参健脾丸1丸，每日2次口服善其后。

按：据患者症、舌、脉表现，辨证为痰瘀互阻。患者痰浊、瘀血并重，当化痰、活血并举，以瓜蒌、橘红化痰，丹参、延胡索活血，香附、陈皮理气，茯苓、白术、党参、炙甘草健脾，葛根引药上行。二诊时患者脾虚证候明显，故加白扁豆、山药、莲子肉补脾养胃。症状好转后，以健脾益气为主以治其本。

（二）寒凝心脉证

1.主症：卒然心胸绞痛，心痛彻背，背痛彻心，遇寒甚。次症：手足不温，短气，心悸。舌脉：苔白，脉沉紧。

2.证候分析：此型患者多由心肺气虚，卫外不固，易致寒邪侵袭，寒为阴邪，易伤阳气，其性凝滞、收引，寒凝胸中，心脉痹阻，气血运行不畅，卒然发生胸痹心痛，多在气候变化，寒冷季节卒发；或有肾阳虚则心阳不振，而阴寒自生，寒凝则血瘀。故有人提出"肾虚必有瘀"。肾阳虚不能温煦心阳，阳不胜阴，阴寒内盛或外寒侵袭，致阴盛阳微，寒性收引，心脉挛急，发为胸痹心痛。正如《太平圣惠方》所言："夫寒气客于五脏六腑，因虚而发，上冲胸间，则为胸痹。"

3.辨治思路

（1）把握证候特点：患者平素心阳不振，复感寒邪，寒凝心脉，营血运行失畅。心脉不通则心痛彻背，背痛彻心；心阳不振，阴寒益盛，则心痛如绞；阳气失展，营血运行不畅，故见心悸、气短，手足不温。苔白、脉沉紧为阴寒之候。

（2）辨广义之寒："寒"不是狭义上的外寒，而是广义的，既包括外寒、寒邪犯心（属于致病的原因），同时也包括机体阳气亏虚、心阳不振所生的内寒。二者或单独为患，或相互影响、相兼为患。临证时需明辨阴盛与阳微，痛势剧，发病急，心痛彻背，背痛彻心者，为阴盛多于阳微；痛势缓，手足不温，短气者，多阳微多于阴盛。

（3）临证还需注意痰瘀：心为少阴君火，阳中之太阳，主血脉，血为阴质，血得温则行，遇寒则凝滞，凝则瘀生；而阳虚又易生痰饮，《金匮要略·痰饮咳嗽病脉证治》中提到："病痰饮者，当以温药和之。"故而本型治疗应包括祛寒通阳、活血化痰之法。

4.治法方药：治疗胸痹心痛寒凝心脉型，以"祛寒、通阳、活血、化痰"之法。基本处方为自拟舒心痛Ⅰ号。组成：当归、桂枝、细辛、干姜、赤芍、川芎、瓜蒌、大枣、甘草、丹参等。方中桂枝、细辛、干姜温散寒邪，通阳止痛；当归、赤芍、川芎、丹参养血活血通脉；瓜蒌开胸散结，涤痰通阳；大枣、甘草调和营卫。10药共奏祛寒、通阳、活血、化痰之功。若痛剧，又见四肢不温，冷汗出加用苏合香丸或冠心苏合丸。

5.病案举例：娄某，女，73岁，以"发作性胸闷3年，加重伴剑突下不适3天"于2013年11月11日初诊。患者于3年前开始在日常活动中无明显诱因间断发作静息性胸闷、气短，每次症状持续20～30分钟不等，可自行缓解，日常活动无明显受限，3天前无诱因再次出现胸闷、气短症状，性质及部位同前，程度较前加重，伴剑突下不适，每日发作3～5次，每次10～20分钟可自行缓解，现胸闷，畏寒，剑突下不适，乏力，腹泻，饮食及小便正常。查体见舌质暗，苔薄白，脉细弱。诊断为寒凝心脉之胸痹心痛。药用：当归15克，桂枝10克，细辛5克，干姜10克，赤芍15克，川芎15克，瓜蒌15克，大枣15克，甘草10克，丹参20克，生晒参10克，吴茱萸10克，每日1剂，水煎服，连服7日。

2013年11月18日复诊，胸闷缓解，无腹泻，乏力减轻。嘱其连服5天。

按：患者久病，脾胃健运失司，气血生化乏源，气虚卫外不固，寒邪内侵，痹阻胸阳，心脉痹阻，心失所养，辨证为寒凝心脉。桂枝温通心脉，细辛入心肾，温心阳，暖肾水，使下焦阴寒之邪不能上犯；干姜、吴茱萸、生晒参暖脾阳；瓜蒌通阳行痹，亦可祛心阳虚所生之痰；当归、赤芍、川芎、丹参等活血逐瘀。《素问·举痛论》云："经脉流行不止，环周不休。寒气入经而稽迟，泣而不行，客于脉外则血少，客于脉中而气不通，故卒然而痛。"本例患者于冬季发病，说明本型发病多以正气不足为前提。正如《诸病源候论》中所说："寒气客于五脏六腑，因虚而发，上冲胸间，则胸痹。"

（三）气滞心胸证

1.**主症**：心胸闷痛，痛无定处。次症：善太息，胃脘部胀闷，嗳气、矢气则舒。舌脉：苔薄，脉弦细。

2.**证候分析**：此型患者多由郁怒伤肝，或忧思伤脾所致。气滞心胸证在临床上较为多见，郁怒伤肝，或忧思伤脾，肝失疏泄，脾失健运，以致气血运行逆乱，气机郁滞，进而血脉瘀阻不通，心脉失养。《仁斋直指方论》云："气者，血之帅也，气行则血行，气止则血止。"气滞则津液不布，水津郁滞，则痰浊内生。《丹溪心法》云："痰之为物，随气升降，无处不到。"气滞又使痰浊停滞心脉，发为胸痹心痛。

3.**辨治思路**：

（1）把握证候特点：本型系因情志抑郁、气滞上焦、胸阳受阻、心脉不畅所致，故心胸闷痛，太息以求气舒；气善走窜，故痛无定处；肝气郁结，横逆犯于脾胃，或脾气不运，中焦升降失常，故胃脘部胀闷，得嗳气、矢气则舒。

（2）辨气滞与肝、脾、肺的相关性：气滞之邪与肝、脾、肺关系最密切。因肝主气机之疏泄；肺宣发肃降，主一身之气；脾与胃为气机升降之枢纽，故气滞心胸之胸痹心痛与此三脏皆有关。临床上，以肝郁气滞多见。

（3）临证应调达气机，疏导痰瘀：气为血之帅，血为气之母，气行血方行，气不行则血亦郁滞不行，而成血瘀，气滞则津液不布，水津郁滞，则痰浊内生。因此，行气方可活血、化痰则可调达气机，故行气化痰，疏导痰瘀二者不可或缺。

4.**治法方药**：治疗胸痹心痛气滞心胸型，洪治平以"行气散结、舒肝理脾"之法。基本处方为自拟舒心痛Ⅱ号。组成：柴胡、香附、香橼、枳壳、郁金、川芎、白芍、甘草、降香、薤白、瓜蒌、丹参等。

方中柴胡、香附、香橼、郁金、枳壳舒肝散结，调畅气机；瓜蒌、薤白辅助上药以增行气解郁化痰之功；川芎、降香为血中气药，故能活血又能调气；白芍与甘草，缓急止痛。若胸痹心痛明显，有血瘀之象者加生蒲黄15克、五灵脂10克，以增活血化瘀、散结止痛之功。

5.病案举例： 刘某，女，56岁，以"阵发性胸闷、胸痛5年，加重1个月"于2012年7月10日初诊。患者5年前退休后，出现精神不佳，情绪易波动，逐渐出现胸闷、胸痛时作，心悸，症状日益明显，曾服中药治疗，病情未见好转。近1个月来，无明显诱因，胸闷、胸痛加重，目前：胸闷，胸痛，心悸，胸胁满闷，失眠，大便不爽，小便正常。查体见舌质暗，苔薄白，边有齿痕，脉沉。诊断为气滞心胸之胸痹心痛。药用：柴胡15克，香附15克，香橼15克，枳壳10克，郁金10克，川芎15克，白芍20克，甘草10克，降香5克，薤白15克，瓜蒌25克，丹参20克，莱菔子15克，枳壳10克，每日1剂，水煎服，连服7日。

2012年7月17日复诊，胸闷痛明显好转，精神状态改善，大便通畅，上方去莱菔子，连服10剂，诸症基本消失。

按：患者病程较长，反复发作，因情志所伤，气机郁结，失于疏畅，治疗以调气为要，但因气机不畅日久，恐有痰瘀之虞，故在治以"行气散结，舒肝理脾"治法同时加用活血化瘀之品以有助于肝气之条达，气机之顺畅。

（四）瘀血闭阻证

1.主症： 心胸刺痛，痛有定处。次症：胸闷，唇甲青紫。舌脉：舌质紫暗或有瘀斑，脉涩。

2.证候分析： 此型患者多由脏腑虚弱，或胸阳不足，或外邪内侵，或饮食不节，或情志内伤，或五脏相关等，以致胸阳不足、阴邪上乘，致心脉不通，瘀血痹阻，不通则痛。《素问》曰："心主身之血脉。""诸血者皆属于心。"《灵枢·经脉》云："手少阴气绝，则脉不通，脉不通则血不流……故其面如漆柴者，血先死。"

3.辨治思路

（1）把握证候特点：寒凝、热结、痰阻、气滞、气虚等因素，皆可导致血脉郁滞或瘀血。血瘀停滞不散，心脉不通则心胸刺痛，而固定不移；血瘀，则气机不畅，胸阳不宣而见胸闷不舒。舌紫暗有瘀斑，或舌下血脉青紫，脉涩或结代均为血瘀所致。

（2）辨血瘀之因：造成血瘀的原因较多，临证需区别对待。如气虚、阳虚、阴虚、痰浊、寒凝、气滞等。痰浊壅塞心脉，气机不畅，脉道涩滞；或寒邪凝滞，血行不畅，心脉不通；或肝失疏泄，气滞不行，肝郁气滞，气不行血，日久形成血瘀；或心气虚，无力行血，致血脉不利，或运行逆乱；或阳虚不温，血脉凝滞，日久成瘀。临证需根据患者证候特点，仔细辨别。

（3）临证还需注意五脏相关：与脾相关、气虚不运者，健脾胃，补中气；血分不荣者，调脾胃，助运化；湿蕴者，芳香化浊；痰阻者，健脾化痰；中焦虚寒者，温中散寒。与肝相关者，疏肝理气，或清肝泄热，或养血柔肝，或温经散寒。与肺相关者，理肺祛痰，或补肺益气。与肾相关者，温肾阳，或滋肾阴。

4.治法方药：胸痹心痛瘀血闭阻型，以"活血化瘀、通脉止痛"之法。基本处方为自拟舒心痛Ⅳ号。组成：当归、赤芍、生地黄、川芎、桃仁、红花、丹参、鸡血藤、延胡索、降香、香附、瓜蒌等。方中当归、赤芍、生地黄、川芎为四物汤加丹参养血活血；桃仁、红花、鸡血藤、延胡索化瘀通脉止痛；香附为血中之气药，再加降香理气散结，以增加活血化瘀通脉之功效；加瓜蒌宽中散结，以通心胸之阳气。

5.病案举例：李某，女，61岁，以"间断心前区疼痛、胸部憋闷4年，加重1个月"于2013年11月11日初诊。患者4年前，于活动中，时常出现心前区疼痛、胸部憋闷感。近1个月，因劳累复发加重。目前：心前区刺痛，痛有定处，胸闷，纳呆，恶心，乏力。查体见体胖，舌质紫暗，有瘀点，舌苔白腻，脉沉滑。诊断为瘀血闭阻之胸痹心痛。药用：当归15克，赤芍15克，生地黄15克，川芎15克，桃仁15克，红花15克，丹参20克，鸡血藤15克，延胡索10克，降香5克，香附15克，瓜蒌20克，茯苓15克，白术15克，炙甘草10克，每日1剂，水煎服，连服7日。

2013年11月18日复诊，胸闷、纳呆、恶心、乏力好转，但胸痛缓解不明显，查舌质淡暗，苔薄白，脉沉涩。上方加地龙10克，连服7剂，胸痛，胸闷基本消失，余症亦减。

按：本例胸痛因劳累复发加重，心前区刺痛，痛有定处，舌质紫暗，则是瘀血阻滞心脉之症，故以当归、赤芍、生地黄、川芎、丹参活血；桃仁、红花、鸡血藤、延胡索化瘀通脉止痛；观其形盛体胖，乃形胜气衰，复见纳呆、恶心、苔白腻、脉滑是脾虚有痰之象，用香附、降香理气散结，瓜蒌宽中散结，通心胸之阳气，茯苓、白术、炙甘草健脾化痰。二诊时胸痛稍减，瘀象仍明显，故加地龙10克，旨在加强活血化瘀、通络止痛之力。

（五）心气不足证

1.主症：心胸隐痛，胸闷。次症：短气，心悸，倦怠乏力，懒言，易出汗，面色白。舌脉：舌淡胖嫩，有齿痕，苔薄，脉虚或结代。

2.证候分析："气为百病之长，血为百病之始"，此型患者多由素体虚弱，心气不足，或过度劳累，精气耗伤；或忧思伤脾，脾虚气结；或饮食失节，则中焦不利，升降失调，心脉失畅有碍上奉于心，心气亏虚；或年迈体虚，肾气渐衰，心气不足，均可使运血无力，血脉不畅，心脉痹阻，发生胸痹心痛。正如《寿世保元》中所说："盖心气者，血之帅也，气行则血行，气止则血止……夫气有一息之不运，则血有一息之不行。"

3.辨治思路

（1）把握证候特点：心气不足，胸阳不振，则运血无力，血滞心脉则见心痛，胸闷，短气，心悸；心气虚鼓动无力故倦怠乏力，懒言，脉虚或结代；汗乃心之液，气虚不摄，故易出汗。面白，舌淡胖嫩，有齿痕均为气虚不泽之象。

（2）临证还需注意气虚血瘀、气虚痰阻：本型发病多以心气亏虚为病理基础，后渐生瘀血。心气不足，鼓血无力，血行势必迟缓，终至瘀血阻络，心脉痹阻；心阳（气）虚衰，不仅会导致血脉瘀滞，而且也不能宣散痰湿，致使痰浊痹阻心脉而发生胸痹心痛。气虚血瘀可见胸部刺痛，固定不移，入夜尤甚，心悸气短，倦怠懒言，舌紫暗，脉细涩或结代。气虚痰阻可见胸闷如窒而痛、痛引肩背，心悸短气，喘促，疲倦懒言，肢体沉重，体胖，舌质淡，苔白滑，脉虚滑或沉迟等。

4.治法方药：治疗胸痹心痛心气不足型，以"补益心气、活血通脉"之法。基本处方为自拟益气补心方。组成：人参、茯苓、白术、甘草、黄芪、桂枝、远志、炒酸枣仁、柏子仁、瓜蒌、丹参等。方中人参（党参）、茯苓、白术、甘草为四君子汤专以益气，又加黄芪以增补益心气之力；桂枝既能调和营卫，又能通阳；远志、炒酸枣仁、柏子仁安神养心；瓜蒌散结通阳；丹参活血通脉。上药共奏补益心气、活血通脉之功。心气不足久之导致心阳亏虚者人参改为红参10克，加干姜15克。

5.病案举例：林某，男，54岁，以"心前区隐痛两月余"于2013年10月20日初诊。患者于2个月前，心前区隐痛，每日都发，自服复方丹参滴丸等药，症状无改善。目前：胸隐痛，胸闷，心悸，短气，自汗，倦怠懒言。查体见：面色㿠白，舌质淡，脉细结。诊断为心气不足之胸痹心痛。药用：人参10克，茯苓15克，白术15克，甘草10克，黄芪25克，桂枝10克，远志15克，酸枣仁15克，柏子仁15克，瓜蒌20克，丹参20克，三七5克，每日1剂，水煎服，连服7日。

2013年11月16日复诊，症状明显减轻，效不更方，连服10剂。

按：从临床看，心气不足的证候自始至终贯穿于胸痹胸痛的全过程。心气不足，阴邪闭阻，胸痹而痛。方以补益心气之品，加用丹参、瓜蒌以活血通脉、散结通阳，可切中病机，事半功倍。《医宗金鉴》中以"短气"证候消失，作为治愈本病的标准，亦说明气虚与胸痹心痛的发生和预后关系非常密切。

（六）心阴不足证

1.主症：心胸疼痛时作，或灼痛，胸闷。次症：心悸怔忡，心烦，不寐，头晕，盗汗，口干，便秘。舌脉：舌红少津，苔薄或薄黄，脉细数。

2.证候分析：此型患者多由脏腑虚弱，或郁热伤络、营阴亏损，或劳心过度，而致心阴不足，脉道不利，日久成瘀，或心失所养，不荣而痛。

3. 辨治思路：

（1）把握证候特点：心阴亏虚，心失所养；虚火内炽，营阴涩涩，心脉不畅，故可见心胸灼痛，心悸怔忡，脉细数；阴亏虚火扰心，故心烦不寐；或有面红升火；虚火伤津则口干，大便不爽，舌红少津；汗为心液，阴虚火动，逼液外泄，则盗汗；虚火上炎，则头晕。

临床上又可见由阴伤及气，导致气阴两虚者，症见胸闷痛，心悸且慌，气短乏力，心烦口干，舌红而胖嫩，苔薄或少苔，脉虚细而数。

（2）临证不能只知补虚，而忽视疏导痰瘀：本病病程迁延难愈，阴病及阳，久则损及阳气，心胸之阳被阻或受损，心脉瘀滞，痹而不通。兼有痰瘀之象者，可加入丹参、瓜蒌等化瘀涤痰之品。

4.治法方药：治疗胸痹心痛心阴不足型，以"滋阴清热、养心安神"之法。基本处方为自拟滋阴养心方。组成：麦门冬、天门冬、玄参、生地黄、玉竹、百合、石斛、白芍、酸枣仁、远志、柏子仁、丹参、当归、瓜蒌等。方中麦门冬、天门冬、玄参、生地黄、玉竹、石斛、百合、白芍均为养阴之品，养阴滋水而泻虚火，且《神农本草经》中载"生地黄逐血……痹"；百合"主……心痛"之功；丹参、当归养心活血而通心脉；酸枣仁、柏子仁、远志养心安神；瓜蒌散结通阳。若气阴两虚加人参10克、五味子15克。

5.病案举例：李某，女，68岁，以"发作性胸部隐痛6年，加重1个月"于2013年9月10日初诊。患者心绞痛病史6年，间断口服消心痛、倍他乐克等药物。近1个月劳累后，发作心前区阵发性隐痛，痛彻肩背，乏力，夜间盗汗，口干，睡眠差，二便调畅。查体见：口唇紫暗，舌质暗，少苔，脉沉涩。诊断为心阴不足之胸痹心痛。药用：麦门冬15克，天门冬15克，玄参15克，生地黄20克，玉竹15克，百合15克，石斛15克，白芍15克，酸枣仁20克，远志15克，柏子仁15克，丹参25克，当归15克，瓜蒌20克，太子参15克，黄芪15克，每日1剂，水煎服，连服7日。

2013年9月17日复诊，胸部隐痛缓解，仍盗汗，口干。原方加浮小麦30克，白术10克，黄芪15克，生龙骨15克，嘱其连服10天。药后诸症均减轻。

按：患者为老年女性，心阴不足，心火燔炽，下汲于肾，耗伤肾阴，其病机为心阴不足，瘀阻心脉，故治以滋阴清热，养心安神，佐以益气通络，故收效颇佳。

五、治疗胸痹心痛（冠心病心绞痛）的理论渊源

（一）对胸痹心痛病因病机认识的理论渊源

1.《黄帝内经》对其学术思想的影响：《黄帝内经》作为现存最早的一部完整的理论著作，建立了完整的中医理论体系，后世中医虽然历经千年的发展，至今仍在不断延续、完善着《黄帝内经》中建立的理论体系。胸痹心痛在《黄帝内经》中有"心痛""胸痹""心痹""厥心痛""真心痛""卒心痛"等记载。至于病因病机也有"寒凝""热结"等论述，在《素问·举痛论》中提到"寒气入经而稽迟，泣而不行，客于脉外则血少，客于脉中则气不通，故卒然而痛"，此文论及了寒凝；《素问·刺热》中"心热病者，先不热，数日乃热，热争则卒心痛"，则论及了热结。

《黄帝内经》是中医的奠基之作，研读《黄帝内经》，是学好中医的必由

之路。《黄帝内经》对胸痹心痛病因的论述，虽经后世的不断探讨，病因一直遵从《黄帝内经》的思想，寒邪、饮食、内伤七情、他病及心等病因也被后世所公认。虽然，对病机认识还未形成体系，但从这些论述中也能窥探出其病机的雏形。如《黄帝内经》中心痹的论述有"脉不通""积气在中"，从此可理解为，心痹的病机当为"闭塞不通"。结合对病因的论述，胸痹心痛"阴弦"的病机已初见端详。这与《金匮要略》中的"阳微阴弦"可以说是一脉相承。

2.《金匮要略》对其学术思想的影响：《金匮要略》同《黄帝内经》地位相仿，系我国现存最早的一部理、法、方、药具备的经典医籍，开创了脏腑辨证体系。《金匮要略》设有专篇论述胸痹心痛，但有"心痛""胸痹""九种心痛"及"胸痹心痛"等论述，且"胸痹心痛"病名在《金匮要略》是首次提及。《金匮要略》中并没有论述胸痹心痛的病因，但在《金匮要略·胸痹心痛短气病脉证治》开篇即明确指出："夫脉当取太过不及，阳微阴弦即胸痹而痛，所以然者，责其极虚也，今阳虚知在上焦，所以胸痹心痛者，以其阴弦故也。"高度概括了"阳微阴弦"是胸痹心痛病机。

"阳微阴弦"，指出不及为阳微，主阳虚，即胸阳不振，太过为阴弦，主阴盛。由于阳虚阴盛，阴盛之邪，上乘阳虚之胸，邪正相搏，痹阻胸阳，"即胸痹而痛"。可见阳微与阴弦，如缺其一，都不致发病。对病机的把握，决定着基本治法确立。

3.后世保护胸中阳气治疗胸痹对其学术思想的影响：《黄帝内经》中首论了阳气的重要性，《素问·生气通天论》云："阳气者，若天与日，失其所则折寿而不彰，是故阳因而上，卫外者也。"张景岳注为："生杀之道，阴阳而已。阳来则物生，阳去则物死。"喻嘉言在《医门法律·附痹证诸方》中则着重提出："后世总不知胸痹为何病……习用白豆蔻、广木香、诃子、三棱、神曲、麦芽等药，坐耗其胸中之阳者，亦相悬哉。"喻氏认为用木香、三棱等行气破气之品治疗胸痹心痛，将会耗散胸中阳气，是错误的治法。特别告诫说："凡治病，伤其胸中正气，致令痞塞痹痛者，此为医咎。虽自昔通痹，限于不知，今特著为戒律，不可获罪于冥冥矣。"警示医家，不可损伤胸中阳气。

从上述论述可知，胸痹心痛的病机不离"阳微"。正如《医门法律》中所说："今胸中之阳，痹而不舒……总因阳气不运，故致然也。"

4.血瘀致胸痹心痛思想对其学术思想的影响:血瘀致胸痹心痛始见于《黄帝内经》,《素问·痹论》言:"心痹者,脉不通",又言"涩则心痛",指出"脉不通"和"涩",即血瘀是导致胸痹心痛的原因。但从宋代开始,血瘀致胸痹心痛才被广泛接受,在《太平圣惠方》中选用丹参、当归、川芎、莪术等治疗胸痹心背痛、卒心痛;《太平惠民和剂局方》用三棱、莪术、血竭、没药等治疗心痛。而吴以岭的"络病学说"更丰富了血瘀致胸痹心痛的理论。

总之,血瘀理论在胸痹心痛的病机中占有重要地位,有多种导致血瘀的可能,如寒凝血瘀、气滞血瘀、痰气阻滞、痰瘀互阻。对此各医家也有许多颇有见解的论述,如《丹溪手镜》云:"心痛,因宿寒搏血,血凝其气,气与血并。"《杂病源流犀烛》云:"七情失调可致气血耗逆,心脉失畅,癖阻不通而发心痛。"《血证论》云:"血积既久,亦能化为痰水。"

胸痹心痛不管是实证之寒凝、气滞、血瘀、痰阻,还是虚证之心气血阴阳不足,最终均累及心胸之阳气,心胸之阳被阻或受损,而运血无力,进而导致心脉瘀滞,痹而不通,发为本病。胸中阳气被遏、心脉痹阻是病机的关键。

(二)对通法认识的理论渊源

1.古代哲学思想对其学术思想的影响:《易经》:"天行健,君子以自强不息。"自然界,运动是绝对的,静止是相对的,人与自然是统一的。对疾病的治疗,应贯彻这一基本原则。何谓"通"?《易传·系辞》中解释为:①"往来不穷谓之通"。②"推而行之谓之通"。对于"通"带来的益处,则是:①"穷则变,变则通,通则久"。②"舟楫之利,以济不通,致远以利天下"。③"往者屈也,来者信也,屈信相感而利生焉"。《易经》虽然不是医学专著,但它们治疗疾病的原则是相通的。使用通法,恢复五脏功能调畅,气机升降如常,达到治疗疾病的目的。

2.《黄帝内经》对其学术思想的影响:纵观《黄帝内经》的全文,认为"阴阳气道不通""脉道不通""荣卫不行,五脏不通"是疾病发生发展的重要原因,如《灵枢·五癃津液别》指出"阴阳气道不通"造成"四海闭塞,三焦不写,津液不化",《灵枢·口问》则言:"百病之始生也,皆生于风雨寒暑,阴阳喜怒,饮食居处,大惊卒恐,则……脉道不通……乃失其常。"防病和治病的大法是要保持"气脉常通"。如《灵枢·本藏》说:"血和则经脉流行,营复阴阳……经脉通利，肢节得安矣，此人之常平矣。"

3.仲景学说对其学术思想的影响：张仲景继承和发展了《黄帝内经》的学术思想。《金匮要略》开篇即谈到"若五脏元真通畅，人即安和"，指出了人体保持"通"的重要性。其后分别于《金匮要略·脏腑经络先后病脉证》第一、《金匮要略·水气病脉证并治》第十四中论及"千般灾难，不越三条……二者，四肢九窍，血脉相传，壅塞不通""阳气不通即身冷，阴气不通即骨疼，阳前通则恶寒，阴前通则痹不仁"，指出了"不通"是重要的病机。对于疾病的治疗，仲景也始终贯穿着"通"法，如"四肢才觉重滞，即导引、吐纳、针灸、膏摩，勿令九窍闭塞""当随其所得而攻之"。

仲景的"通法"主要表现在以下几方面：①祛除外邪使之通，包括发汗、通下、涌吐、逐水等。②辛开苦降使之通。③畅达脏腑使之通。④通其经络使之通。⑤调其血气使之通。⑥温通阳气使之通。对于胸痹心痛而言，活血散瘀以通心脉，通阳祛瘀则能恢复阳气的运行。

综上所述，通法在临床上是极其重要而又应用广泛的一个治疗大法，其学术价值不可轻视。在治疗胸痹心痛时，其病机是心胸之阳被阻或受损，而运血无力，进而导致心脉瘀滞，痹而不通，发为本病。根据治病求本的思想，"通法"可确定为胸痹心痛的基本大法，具体包括两层含义：①通心中之阳气。②通痹阻之心脉。

（三）选用药对"丹参、瓜蒌"的理论渊源

1.药对理论对其学术思想的影响：药对包括药对配伍、药对成方及药对组拆等3方面的内容。"药对"在中医辨证施治的过程中，具有：①优化药物组合的功效。②增加药物的功效。③纠正相互的偏性，缓和其毒性，或相反相成，提高疗效。药对由临床常用的2个相对固定的药味配伍而成，属于中药配伍中的基本形式。《神农本草经》中"七情"配伍关系是药对理论的基石，相须、相使、相畏、相杀是药对的配伍原则，形成了诸多论著，较为重要的是《雷公药对》《徐之才雷公药对》《新广药对》《施今墨药对》等。记载了大量的药对，如麻黄与桂枝、桂枝与白芍、附子与肉桂、藿香与佩兰、茯苓与泽泻等。

历代医家在实践中，总结出许多行之有效的药对，流传至今，就是因为它们的配伍，与其主治的病证之间存在高度的选择性。故此，学习继承先前医家灵活运用药对的经验，应首先把握病证的机制，做到"法随证立""药以法出"，方能取得满意疗效。

2.《金匮要略》对其学术思想的影响： 汉·张仲景在《金匮要略·胸痹心痛短气病脉证治》第九中，提出"阳微阴弦"，"阳微"为本虚，"阴弦"为标实。"阳微"为上焦阳气不足，"阴弦"为阴寒、痰浊、瘀血。仲景"阳微阴弦"理论中的"阳微"，强调了要养、要补、要扶正，其中的"阴弦"从心主脉的方面强调了要通、要行、要祛邪。《金匮要略》创建了8首治疗胸痹心痛的效方。有3首涉及"瓜蒌"，分别在以下条文中提到："胸痹之病，喘息咳唾，胸背痛，短气，寸口脉沉而迟，关上小紧数，瓜蒌薤白白酒汤主之。""胸痹，不得卧，心痛彻背者，瓜蒌薤白半夏汤主之。""胸痹，心中痞气，气结在胸，胸满，胁下逆抢心，瓜蒌薤白桂枝汤主之，人参汤亦主之。"3首效方均起通阳宣痹之功。8首效方中未论及通脉之品。

治疗胸痹心痛，应从阴阳失衡的角度去考虑，要使失衡的恢复阴阳平衡，首当"扶阳"，而非再伤阳气。瓜蒌具有涤痰、宽胸散结之功效，可通胸中郁痹之阳，切中"阳微"之病机。

3.方药的现代研究对其学术思想的影响： 现代出现了大量行之有效的治疗胸痹心痛的方剂。如适用于胸痹心痛急性期，"急则治其标"的中医急救药物，如速效救心丸、复方丹参滴丸、冠心丹参滴丸等。现代研究也发现，丹参有效成分包括：丹参酮、丹参酚，丹参醛等。其药理作用主要体现在：①扩张冠状动脉，增加冠状动脉血流，降低心肌耗氧量。②加速心肌缺血及损伤的修复。③改善外周血液循环障碍。④具有降低动脉粥样硬化患者的胆固醇作用。⑤改善血黏度、抑制凝血、抑制血小板功能等。

因此，在众多的活血通脉药中，丹参是最佳的选择，通痹阻之心脉，切中"阴弦"之病机。

4.历代本草书籍对其学术思想的影响： 洪治平特别注重研读历代本草书籍，博采诸家本草对药物功效论述，去其繁芜，验之临床，疗效确切。常言本草书籍虽未列入中医经典范畴，但其重要性仍不容忽视。洪治平精选百余种本草书籍对瓜蒌、丹参进行了研习。

瓜蒌：《名医别录》："主胸痹。"成无己："通胸中郁热。"《药品化义》："瓜蒌仁……若郁痰浊，老痰胶，顽痰韧，食痰黏，皆滞于内不得升降，致成气逆胸闷。借其滑润之力以涤膈间垢腻，则痰消气降，胸宽嗽宁，渴止津生，无不奏效。"《本草备要》："又能荡胸中郁热垢腻……治结胸胸痹……。"《本草衍义补遗》："瓜蒌实，《神农本草经》言治胸痹，以味甘性润，甘能补肺，润能降气。"《中药大辞典》："润肺，化痰，散结，滑肠。治痰热咳嗽，胸痹，肺痿咳血，消渴，黄疸，便秘，痈肿初起。"

丹参：《吴普本草》："治心腹痛。"《名医别录》："养血，去心腹痼疾结气，腰脊强……除风邪留热，久服利人。"《药性论》："治脚弱，疼痹，主中恶；治腹痛，气作声音鸣吼。"《日华子诸家本草》："养神定志，通利关脉。"《本草纲目》："活血，通心包络。治疝痛。"《云南中草药选》："活血散瘀，镇静止痛。治月经不调，痛经，风湿痹痛，子宫出血，吐血……乳腺炎，痈肿。"《重庆堂随笔》："丹参降而行血。"《本草汇言》："善治血分，去滞生新，调经顺脉之药也。故《妇人明理论》以丹参一物，而有四物之功，补血生血，功过于当归、生地；调血敛血，力堪赤芍；逐瘀生新，性倍芎䓖。"《本草正义》："逐调血滞，温养气机，所以主之。寒热积聚癥瘕，又皆气凝血瘀之证，非温通气血，何能消散。"《本草备要》："丹参气平而降。味苦色赤，入心与心包络。破宿血，生新血，安生胎，堕死胎，调经脉，除烦热，功兼四物，为女科要药。"《医宗必读》："丹参，安神散结，益气养阴，去瘀血，生新血。安生胎，落死胎，胎前产后，带下崩中。"《本草正义》："丹参能通调血滞，温养气机。"《中药大辞典》："活血祛瘀，安神宁心，排脓，止痛。治心绞痛，月经不调，痛经，经闭，血崩带下，癥瘕，积聚，瘀血腹痛，骨节疼痛，惊悸不眠，恶疮肿毒。"

综上，中药药对，即两味中药的有机组合。它是以中医药基本理论为依据，以针对一定病证所采用的相应治法为前提，结合中药本身性能及功用组合而成的。形成有效的药对，应符合以下要求：①药对的组成不能违反中药七情理论。②以药物的性味归经、功效为基础。③是针对某种病证，所采用的特定治法。同时在临证使用时，均要以辨证论治为依据，才能达到良好的治疗目的。瓜蒌、丹参在胸痹心痛中应用，切合其病机，经过多年临床验证，疗效确切。

六、通法治疗胸痹心痛的实质内涵

当代医家治疗胸痹心痛时，注重通法的不在少数。蒲辅周采用顺气活血法，自拟双和散治疗胸痹心痛。中医大家任应秋认为胸痹的治疗应采取"益气扶阳，养血和营，宣痹涤饮，通窍宁神"的原则，强调以"扶阳通营"为要务。邓铁涛教授治疗胸痹，重视补肾除痰，调和五脏。尽管各位先贤及当代医家对通法多有研究及发挥阐述，但大多只突出对"标实"的通法，未有人提出"本虚"亦用通法，未将通法整体贯彻到胸痹心痛病的本身，只是在某个证型或某个阶段来应用。已故医家张绚邦教授则认为应遵循胸痹病因病机特点来治疗。而洪治平则提出"阳微阴弦"是胸痹心痛病机的核心，是灵魂，它不是某个阶段，也不是某个证型的病机，"阳微阴弦"贯穿胸痹心痛病的全过程。胸痹心痛不管是实证之寒凝、气滞、血瘀、痰阻，还是虚证之心气血阴阳不足，最终均累及心胸之阳气，心胸之阳被阻或受损，而运血无力，进而导致心脉瘀滞，痹而不通，发为本病。据此病机治之大法，则宜实则泄之，滞则通之，闭则开之。因此在治疗胸痹心痛中形成了自己的特色，确立"通法"为胸痹心痛的基本治疗大法。强调通即是补，补之则正胜，正胜则邪去。此法正合仲景之"五脏元真通畅，人即安和"的思想。如此则阴阳气血复，邪去而痹阻之阳通矣。"通"贯穿其中，是为"通则不痛"。本法之通，是广义之通，通阳、通脉，使经脉通畅、腑气通调，气血流通。临证之时，判定气、血、阴、阳之不足，寒、热、气、瘀、痰之多少，分别以补不足，损有余，则可取得更好疗效。

七、用药特点

（一）用药精准

仅以2味药，即将通法表现得淋漓尽致，可谓精彩。瓜蒌，散结通阳，以助心胸之阳气；丹参，养血活血以祛心脉之瘀血。《本草思辩录》中说："瓜蒌实之长，在导痰浊下行，故结胸胸痹，非此不治。"《本草纲目》："张仲景治胸痹痛引心背，咳唾喘息，及结胸满痛，皆用瓜蒌实，乃取其甘寒不犯胃气，能降上焦之火，使痰气下降也。"《妇人明理论》云："丹参一味，功同四物。"《神农本草经》曰："主心腹邪气。"可见瓜蒌、丹参之功效，均有利于胸痹心痛的治疗。这些也反映出洪治平对药物的精细把握。

（二）药有峻猛，适宜为度

瓜蒌，《药品化义》云："凡薄痰在膈，易消易清，不必用此，若郁痰浊、老痰胶、顽痰韧、食痰黏，皆滞于内，不得升降，致成气逆胸闷，咳嗽烦渴少津，或有痰声不得出，借其滑润之力以涤胸膈间垢腻，则痰消气降，胸宽嗽宁，渴止津生，无不奏效。"《本草新编》谓其"最能下气涤秽，尤消郁开胃，能治伤寒结胸，祛痰，又解渴生津，下乳。但切戒轻用，必积秽滞气结在胸上，而不肯下者，始可用之以荡涤，否则，万万不可孟浪。盖瓜蒌实最消人之真气，伤寒结胸，乃不得已用之也。苟无结胸之症，何可轻用，至于消痰、解渴、下乳，只可少少用之，亦戒不可重任。"

因此，洪治平对于药物的剂量一直谨慎，瓜蒌用量在15～25克，丹参多用10～20克，中病即止。

八、舒心痛Ⅳ号治疗冠心病心绞痛（胸痹瘀血内阻证）临床研究

瘀血内阻证是冠心病心绞痛中常见的一种证型，大多数学者认为血瘀证是冠心病心绞痛的最根本病理改变。在前期，针对2009—2013年5年间，于辽宁中医药大学附属第二医院心血管科住院的2648例冠心病心绞痛患者中医辨证分型的回顾性研究分析中发现，瘀血内阻证共829例，占31.31%。冠心病心绞痛瘀血内阻证也是目前临床研究的热点之一，活血化瘀药物也是临床治疗过程中的核心药物，如单味中药丹参、三七、赤芍、川芎等，复方制剂复方丹参片、血府逐瘀汤、通心络胶囊等。

舒心痛Ⅳ号是洪治平结合多年临床实践经验，精心研制而成，主要由当归、赤芍、生地、川芎、桃仁、红花、丹参、鸡血藤、延胡索、降香、香附、瓜蒌等12味中药组成，具有活血化瘀，通脉止痛之功效，用于瘀血内阻证引起的冠心病心绞痛，症见心胸刺痛，痛有定处，胸闷，唇甲青紫，舌质紫暗或有瘀斑，脉涩等症。该药组方独具特色具有显著的创新性，经洪治平多年临床使用，疗效显著，且未见任何不良反应，临床应用证实该药能有效减少心绞痛的发作频率、发作时间及硝酸甘油使用量，改善冠心病心绞痛患者的临床症状，提高生存质量，在临床应用上显示出一定优势。

冠心病心绞痛瘀血内阻证中并不涉及痰浊的病理因素，因此，活血化瘀法是本型的基本治法。洪治平在治疗此型冠心病心绞痛中独辟蹊径，舒心痛Ⅳ号方中，仍然运用瓜蒌，通胸中郁痹之阳，而非取其涤痰之效，加之丹参通痹阻之心脉，"通法"的治疗思想一直贯彻其中。

本研究采用随机、平行、对照研究，系统比较了舒心痛Ⅳ号治疗冠心病心绞痛瘀血内阻证的疗效，同时，相应探讨"通法"对冠心病心绞痛治疗疗效的影响。

（一）材料与方法

1.试验设计：

（1）设计类型：本临床研究采取随机、平行对照临床试验设计。

（2）随机方法：运用SAS统计软件包，进行分层随机编码。患者按入组顺序，进入相应组别。

（3）对照方法：本临床研究采用阳性药对照，对照药选取复方丹参片（安徽东盛友邦制药有限公司，国药准字Z34021002）。

（4）样本量：本临床研究样本量共60例，其中治疗组30例，对照组30例。

2.试验方法：

（1）一般资料：观察样本量为60例，病例来源为辽宁中医药大学附属第二医院2012年3月至2013年12月间门诊及住院患者，分为治疗组及对照组两组。

（2）诊断标准：

1）西医诊断标准：参照国际心脏病学会及世界卫生组织临床命名标准化联合专业组的报告制订《缺血性心脏病的命名及诊断标准》。劳累性心绞痛分级：参考"全国中西医结合防治冠心病、心绞痛、心律失常研究座谈会"（1979年9月，上海）修订的《冠心病心绞痛及心电图疗效评定标准》。

劳累性心绞痛：劳累性心绞痛的特征是由于运动或其他增加心肌需氧量的情况下所诱发的短暂胸痛发作，休息或含服硝酸甘油后，疼痛常可迅速消失。可分为3类：a.初发型劳累性心绞痛：病程在1个月以内。b.稳定型劳累性心绞痛：病程稳定在1个月以上。c.恶化型劳累性心绞痛：同等程度劳累所诱发的次数、严重程度及持续时间突然加重。

自发性心绞痛：自发性心绞痛的特征是胸痛发作与心肌需氧量的增加无明

显关系，与劳累性心绞痛相比，这种疼痛一般持续时间较长，程度较重，且不为硝酸甘油缓解。本型未见酶变化，心电图常出现某些短暂性的ST段压低或T波改变。自发性心绞痛可单独发生或与劳累性心绞痛合并存在。

心绞痛严重度的分级诊断标准〔参照《慢性稳定型心绞痛诊断与治疗指南》加拿大心血管学会（CCS）心绞痛严重度分级，表2-14〕

Ⅰ级：一般体力活动不引起心绞痛，例如行走和上楼，但紧张、快速或持续用力可引起心绞痛的发作。

Ⅱ级：日常体力活动稍受限制，快步行走或上楼、登高、饭后行走或上楼、寒冷或风中行走、情绪激动可发作心绞痛或仅在睡醒后数小时内发作。在正常情况下以一般速度平地步行200米以上或登一层以上的楼梯受限。

Ⅲ级：日常体力活动明显受限，在正常情况下以一般速度平地步行100~200米或登一层楼梯时可发作心绞痛。

Ⅳ级：轻微活动或休息时即可出现心绞痛症状。

表2-14 心绞痛症状积分量化标准〔参照《慢性稳定型心绞痛诊断与治疗指南》加拿大心血管学会（CCS）心绞痛严重度分级〕

项目	（0分）	轻度（2分）	中度（4分）	重度（6分）
心绞痛发作次数	无	有较典型的心绞痛发作，每周2~6次	每天有1~3次较典型的心绞痛发作	每天有4次及以上较典型的心绞痛发作
心绞痛发作程度	无	一般体力活动不引起心绞痛如行走和上楼，但紧张、快速或持续用力可引起心绞痛的发作	日常体力活动稍受限制，快步行走或上楼、情绪激动可发作。在正常情况下以一般速度平地步行200米以上或登一层以上的楼梯受限	日常体力活动明显受限，在正常情况下以一般速度平地步行100~200米或登一层楼梯时可发作心绞痛
持续时间	无	持续时间小于5分钟	持续5~10分钟	持续时间大于10分钟
硝酸甘油用量	无	每周服1~4片	每周服5~9片	每周服10片及以上

注：若每周硝酸甘油用量出现半片的情况，则评分以整片记。

2）中医证候诊断标准（参照《中药新药临床研究指导原则》2002年版）：

瘀血内阻证：

主症：胸部刺痛，绞痛，固定不移，痛引肩背或臂内侧。

次症：胸闷，心悸不宁，气短。

舌脉：唇舌紫暗，脉细涩。

以上主症必备，兼见次症一项或一项以上，结合舌脉即可诊断（表2-15）。

表2-15　中医证候分级量化表

主症	（0分）	轻度（2分）	中度（4分）	重度（6分）
胸痛	无	有较典型的心绞痛发作，每次持续时间数分钟，每周疼痛至少发作1~3次，或每日发作1~3次，但疼痛不重，有时需口含硝酸甘油缓解	每天有数次较典型的心绞痛发作，每次持续数分钟到10分钟左右，疼痛较重，发作时一般需口含硝酸甘油缓解	每天有多次较典型的心绞痛发作，因而影响日常活动（例如大便、穿衣等），每次发作持续时间较长，需多次口含硝酸甘油
次症	（0分）	轻度（1分）	中度（2分）	重度（3分）
胸闷	无	轻微胸闷	胸闷明显，有时叹息样呼吸	胸闷如窒，叹息不止
心悸	无	偶尔发生，不适感轻微	时有发生，持续时间较长，不适感较明显	经常发生，持续不解，惕惕而动，难以平静，甚则影响生活
气短	无	一般活动后气短	稍活动后气短	平素不活动亦感气短喘促
舌脉象具体描述不记分				
舌象	唇舌紫暗			
脉象	脉细涩			

（3）入选标准：①年龄40~70周岁。②符合稳定型心绞痛诊断标准，每周发作心绞痛≥2次的Ⅰ~Ⅱ级稳定型心绞痛患者。③中医辨证属于瘀血内阻证。④具备下列其中一条：a.有明确的陈旧性心肌梗死病史，或有PCI史，或有搭桥史者。b.冠脉造影（提示至少一支冠脉狭窄且管腔狭窄≥50%）或冠脉CTA提示管腔狭窄≥50%者。c.核素检查诊断为冠心病者。d.既往运动负荷试验心电图阳性指征者。⑤患者签署知情同意书。

（4）排除标准：①3个月内发生过心肌梗死或不稳定型心绞痛，或进行过冠状动脉血运重建术。②合并其他心脏疾病、神经官能症、更年期综合征、甲状腺功能亢进、颈椎病、胃-食管反流病等可引起胸痛的疾病。③静息心电图有以下异常表现：完全性左束支传导阻滞、预激综合征、心室起搏心律或左心室肥厚。④合并未控制的有症状的心力衰竭或心动超声提示左室射血分数≤40%。⑤有运动平板试验的相对或绝对禁忌证：左冠状动脉主干狭窄、中重度狭窄的瓣膜性心脏病、电解质异常、严重高血压、肥厚型心肌病或其他形式的流出道梗阻等。⑥需要进行治疗的快速性或缓慢性心律失常。⑦活动性肝脏疾病，或伴有原因不明的血清转氨酶持续升高（ALT、AST＞正常参考值上限2倍）；肾功能异常（血清肌酐＞正常参考值上限1.2倍）。⑧合并呼吸、血液系统或恶性肿瘤等严重原发性疾病；孕妇、哺乳期妇女或有生育要求的育龄妇女；精神病患者，或认知功能障碍。⑨预计依从性差，不能定期访视，或不能按照要求填写患者日记卡。⑩最近3个月内参加过其他临床试验或已接受过本临床试验的随机分组；研究者认为存在不适合参加该试验的其他情况。

（5）治疗方法：均在入组前1周停服相关治疗冠心病心绞痛的中西药物，心绞痛发作时含服硝酸甘油片。4周为1个疗程。

①治疗组：舒心痛Ⅳ号方（当归15克，赤芍15克，生地15克，川芎15克，桃仁15克，红花15克，丹参20克，鸡血藤15克，延胡索10克，降香5克，香附15克，瓜蒌20克），水煎成300毫升，每次150毫升，每日服两次。②对照组：复方丹参片（安徽东盛友邦制药有限公司，国药准字Z34021002），4粒/次，3次/天，饭后服用。③合并用药：a.试验过程中禁止使用除硝酸甘油外的硝酸酯类、治疗心绞痛的中成药（如麝香保心丸等）以及其他治疗冠心病心绞痛的药物。入组前已在服用长效钙离子拮抗剂、β受体阻滞剂的患者可以继续服用，试验过程中不能新增或者调整剂量。入组前已在使用抗血小板药物（如阿司匹林等）、调脂药可继续使用，但不得更改品种和增加剂量。b.遇有合并疾病所必须继续服用的药物或其他治疗，必须在病例报告表中记录药物通用名或其他疗法名、用量、使用原因、使用次数和时间等，以便总结时加以分析和报告。

（6）观察指标：①安全性指标：a.血、尿、便（潜血）常规。b.肝功能（ALT、AST）、肾功能（BUN、Cr）、凝血指标（PT、APTT、TT、FIB、INR）。c.不良反应所出现的症状、体征。②疗效性指标：a.心绞痛发作次数、疼痛程度、持续时间、硝酸甘油用量及停减率等。b.中医症状、舌象及脉象等。c.静息心电图。③观察时点：a.一般记录项目，生物学指标，诊断指标，病情程度，伴随疾病于试验前记录1次。b.疗效性指标检测时点：心绞痛症状、中医证候，于病例导入期（1周）、试验前（基线0天）、用药2周末、4周末各记录1次；心电图试验前（基线0天）、用药4周末各检测记录1次。c.安全性指标检测时点：血常规、尿常规、便常规及潜血、肝肾功能于试验前（基线0天）和用药4周末各检测记录1次。治疗后研究者判定安全性指标系异常且有临床意义者，应填写不良事件表，并及时复查至恢复正常或试验前水平。

（7）疗效评定标准：参照《中药新药临床研究指导原则》的标准制订。

1）心绞痛疗效标准：

Ⅰ级：显效：症状消失或基本消失。有效：疼痛发作次数、程度及持续时间有明显减轻。无效：症状基本与治疗前相同。加重：疼痛发作次数、程度及持续时间有所加重。

Ⅱ级：显效：症状消失或基本消失。有效：减轻到"Ⅰ级"的标准。无效：症状基本与治疗前相同。加重：疼痛发作次数、程度及持续时间都有所加重（或达到"Ⅲ级"的标准）。

Ⅲ级：显效：症状基本消失或减轻到"Ⅰ级"的标准。有效：症状减轻到"Ⅱ级"的标准。无效：症状基本与治疗前相同。加重：疼痛发作次数、程度及持续时间都有所加重（或达到"Ⅳ级"的标准）。

2）中医证候疗效标准：

疗效指数（n）=（治疗前总积分−治疗后总积分）/治疗前总积分×100%

显效：疗效指数（积分值降低）≥70%。有效：疗效指数（积分值降低）≥30%，<70%。无效：疗效指数（积分值降低）<30%，≥0%。加重：疗效指数（积分值降低）<0。

3）心电图疗效标准：

显效：心电图恢复至"大致正常"（即正常范围）或达到"正常心电图"。有效：S-T段的降低，以治疗后回升≥0.05毫伏，但未达正常水平，在主要导联倒置T波变浅（≥25%）；或T波由平坦变为直立，或房室或室内传导阻滞改善者。无效：心电图基本与治疗前相同。加重：S-T段较治疗前降低≥0.05毫伏，在主要导联倒置T波加深（≥25%），或T波由直立变为平坦，或平坦T波变倒置，以及出现异位心律、房室传导阻滞或室内传导阻滞。

（8）统计分析：使用SPSS13.0软件进行统计分析。计量资料用均值±标准差（$\bar{x}\pm s$）表示，组间比较方差齐用t检验，方差不齐用t'检验，计数资料比较用x^2检验。

（二）试验结果

1.**可比性分析**：观察样本量为60例，分为治疗组及对照组两组。两组在一般资料、病情状况等基线资料组间差异均无统计学意义（$P>0.05$），具有均衡性，见表2-16和表2-17。

表2-16 两组一般资料（n，$\bar{x}\pm s$）

组别	n	男女	年龄（岁）	平均年龄（岁）	病程（年）	平均病程（年）
治疗组	30	19/11*	40~66	56.8±7.1*	0.5~16	8.2±2.6*
对照组	30	15/15	46~70	56.4±6.6	0.5~18	8.9±1.7

注：*与对照组比较，$P>0.05$

表2-17 两组病情状况（n，$\bar{x}\pm s$）

组别	n	高血压	高脂血症	糖尿病	脑血栓	Ⅰ级※	Ⅱ级※
治疗组	30	7	5	3	1*	13*	17*
对照组	30	9	3	6	3	11	19

注：*与对照组比较，$P>0.05$；　※心绞痛危险度分层

2.**心绞痛疗效分析**：舒心痛Ⅳ号组（治疗组）总有效率为83.3%，复方丹参片组（对照组）总有效率为66.7%，组间比较$P<0.05$，说明心绞痛疗效相比，治疗组优于对照组，见表2-18。

表2-18 冠心病心绞痛疗效

组别	n	显效	有效	无效	加重	总有效率%
治疗组	30	6	19	5	0	83.3*
对照组	30	3	17	10	0	66.7

注：*与对照组比较，$P<0.05$

3.**心电图疗效分析**：舒心痛Ⅳ号组（治疗组）总有效率为50.0%，复方丹参片组（对照组）总有效率为43.3%，组间比较$P>0.05$，无统计学意义，见表2-19。

表2-19 心电图疗效

组别	n	显效	有效	无效	加重	总有效率%
治疗组	30	3	12	14	1	50.0*
对照组	30	3	14	11	2	43.3

注：*与对照组比较，$P>0.05$

4.中医证候疗效分析：舒心痛Ⅳ号组（治疗组）总有效率为90.0%，复方丹参片组（对照组）总有效率为63.3%，组间比较$P<0.05$，说明心绞痛疗效相比，治疗组优于对照组。治疗组治疗后中医证候明显改善，且疗效优于对照组，详见表2-20和表2-21。

表2-20 中医证候疗效

组别	n	显效	有效	无效	加重	总有效率%
治疗组	30	4	23	3	0	90.0*
对照组	30	2	17	11	0	63.3

注：*与对照组比较，$P<0.05$

表2-21 两组治疗前后中医证候总积分比较（$\bar{x}\pm s$）

项目	治疗组（n=30）			对照组（n=30）		
	治疗前	治疗后	差值	治疗前	治疗后	差值
总积分	$9.12\pm2.28^{\#}$	$2.65\pm1.97^{**}$	$6.02\pm1.33^{\triangle}$	8.18 ± 2.13	$3.15\pm2.21^{**}$	4.27 ± 1.89

注：两组治疗前比较：$^{\#}P>0.05$；自身前后比较：$^{**}P<0.01$；两组差值比较：$^{\triangle}P<0.05$

5.安全性分析

（1）实验室检查：两组除便常规外，血、尿常规、肝肾功等各项安全性指标均有"治疗前正常，治疗后异常"及"治疗前后均异常，但异常加重"等异常情况，组间比较无统计学意义（$P>0.05$）。治疗后异常的病例情况详见表2-22。

表2-22 安全性指标治疗前后转正（异）列表

	正/正	正/异	异/正	异/异
血常规RBC判定				
对照组	30	0	0	0
治疗组	30	0	0	0
血常规HGB判定				
对照组	30	0	0	0
治疗组	30	0	0	0

续表

	正/正	正/异	异/正	异/异
血常规WBC判定				
对照组	27	2	1	0
治疗组	28	1	1	0
血常规PLT判定				
对照组	25	2	1	2
治疗组	27	1	1	1
尿常规LEU判定				
对照组	26	1	2	1
治疗组	26	2	1	1
尿常规ERY判定				
对照组	30	0	0	0
治疗组	30	0	0	0
尿常规PRO判定				
对照组	30	0	0	0
治疗组	30	0	0	0
便常规判定				
对照组	30	0	0	0
治疗组	30	0	0	0
ALT判定				
对照组	28	0	0	2
治疗组	28	0	1	1
AST判定				
对照组	30	0	0	0
治疗组	29	0	0	1
BUN判定				
对照组	30	0	0	0
治疗组	30	0	0	0
Cr判定				
对照组	30	0	0	0
治疗组	30	0	0	0

（2）生命体征：两组生命体征治疗前后未发生异常变化，组间比较无统计学意义（$P > 0.05$）。

（3）不良事件：不良事件均为实验室检查异常，主要集中在血常规、尿常规方面，未发生其他不良事件。对照组发生不良事件3例，不良事件发生率

10.0%。治疗组发生不良事件2例，不良事件发生率6.67%。两组不良事件发生率组间比较差异无统计学意义（$P > 0.05$）。

（三）讨论

1.舒心痛Ⅳ号治疗冠心病心绞痛（胸痹心痛）研究结果分析：自拟中药方剂舒心痛Ⅳ号治疗冠心病心绞痛（胸痹心痛）瘀血内阻证，研究结果显示：

（1）两组间心绞痛疗效比较：治疗组显效6例，有效19例，无效5例，总有效率83.3%；对照组显效3例，有效17例，无效10例，总有效率66.7%，两组间比较有统计学意义（$P < 0.05$），治疗组优于对照组。

（2）两组间中医证候疗效比较：治疗组显效4例，有效23例，无效3例，总有效率90.0%；对照组显效2例，有效17例，无效11例，总有效率63.3%，两组间比较有统计学意义（$P < 0.05$），治疗组优于对照组。

（3）两组间心电图疗效比较：治疗组显效3例，有效12例，无效14例，加重1例，总有效率50.0%；对照组显效4例、有效14例，无效11例，加重2例，总有效率43.3%，两组间比较无统计学意义（$P > 0.05$）。

复方丹参片是临床上常用的治疗冠心病心绞痛的药物。复方丹参片由丹参、三七、冰片等组成，具有活血化瘀、理气止痛的功效。闫丽红以复方丹参片治疗冠心病40例，结果显示心绞痛疗效方面显效8例，有效16例，无效16例，总有效率为60.0%；心电图疗效方面显效5例，有效11例，无效24例，总有效率为40.0%；中医证候疗效方面显效8例，有效19例，无效13例，总有效率为67.5%。王玉清在一项对照研究中发现，复方丹参片在心绞痛疗效的总有效率达60%，心电图疗效达43.0%。刘义桥在采用复方丹参片治疗28例冠心病心绞痛患者，结果亦表明，复方丹参片治疗心绞痛的疗效总有效率可达57.14%，心电图疗效达35.37%。通过多项针对复方丹参片治疗冠心病心绞痛（胸痹心痛）的研究，可以发现，单纯运用复方丹参片治疗冠心病心绞痛的疗效并不十分理想，所显示的数据与本研究结果相仿。

本项研究结果表明，舒心痛Ⅳ号治疗冠心病心绞痛（胸痹心痛）瘀血内阻证，心绞痛疗效总有效率为83.3%，中医证候疗效总有效率可达90.0%，与对照组相比，舒心痛Ⅳ号明显改善中医证候，减少心绞痛的发作，疗效确切。

2.关于舒心痛Ⅳ号的组方原则及配伍意义：舒心痛Ⅳ号主要由当归、赤芍、生地、川芎、桃仁、红花、丹参、鸡血藤、延胡索、降香、香附、瓜蒌等12味药组成。

桃仁：性平，味苦、甘，入心、肝、大肠经，有活血祛瘀、润肠通便、止咳平喘之功效。《神农本草经》："主瘀血，血闭癥瘕。"《名医别录》："止咳逆上气，消心下坚，除卒暴击血，破癥瘕，通月水，止痛。"《用药心法》："桃仁，苦以泄滞血，甘以生新血，故凝血须用。又去血中之热。"《本经逢原》："桃仁，为血瘀血闭之专药。苦以泄滞血，甘以生新血。毕竟破血之功居多，观《神农本草经》主治可知。仲景桃核承气、抵当汤，皆取破血之用。"

红花：性温，味辛，入肝、心经，专入血分，辛散温通，有活血祛瘀、通经止痛之功效。《珍珠囊》："阴中微阳，入心养血。"《药性赋》："其用有四：逐腹中恶血而补血虚之虚，除产后败血而止血晕之晕。"《本草衍义补遗》："破留血、养血。多用则破血，少用则养血。"《本草发挥》："洁古云：破留血，神验。入心养血，谓其苦温，为阴中之阳，故入心。"《本草分经》："破瘀活血，润燥消肿。过用能使血行不止。"《景岳全书》："味甘微苦微辛，气微凉，阴中微阳，惟入血脉……少用可活血引经，多用能破血通瘀。"《本草求真》："活血通瘀。红花专入心包、肝。辛苦而温，色红入血，为通瘀活血要剂。"

舒心痛Ⅳ号以桃仁，红花为君，桃仁活血祛瘀，红花辛散温通，活血祛瘀止痛，二者相须为用，共行活血祛瘀之功，以针对瘀血内阻心胸。

当归：性温，味甘、辛、苦，入肝、心、脾经，有补血和血、调经止痛、润燥滑肠之功效。《名医别录》："温中止痛，除客血内塞。"《日华子诸家本草》："治一切风，一切血，补一切劳，破恶血，养新血及主癥癖。"《药性赋》："可升可降，阳也。其用有四：头止血而上行，身养血而中守，梢破血而下流，全活血而不走。"《本草纲目》："治头痛，心腹诸痛……和血补血。"《药鉴》："气温，味辛甘，气味俱轻，可升可降，阳也。多用，大益于血家，诸血证皆用之。但流通而无定，由其味带辛甘而气畅也，随所引导而各至焉。入手少阴，以其心主血也。"

赤芍：性凉，味酸、苦，入肝、脾经，有行瘀、止痛、凉血、消肿之功效。《神农本草经》："主邪气腹痛，除血痹，破坚积。"《名医别录》："通顺血脉，缓中，散恶血，逐贼血。"《滇南本草》："泻脾火，降气，行血，破瘀，散血块。"《本草分经》："赤芍，泻肝火，散恶血，利小肠。白补而敛，赤散而泻；白益脾能于土中泻木，赤散邪能行血中之滞。"

生地：性寒，味甘，入心、肝、肾经，有清热凉血、养阴生津之功效。《本草图经》："《海上方》：治一切心痛，无问新久。"《本草衍义》："凉血补血，补益肾水真阴不足。"《药性赋》："味甘、苦，性寒，无毒。沉也，阴也。其用有四：凉心火之血热。"

川芎：性温，味辛，入肝、胆、心包经，有行气开郁、祛风燥湿、活血止痛之功效。《本草分经》："乃血中气药。升阳开郁，润肝燥，补肝虚，上行头目，下行血海，和血行气，搜风散瘀，调经疗疮，治一切风木为病。"

丹参：性微寒，味苦，入心、肝、心包经，有活血祛瘀、通经止痛、清心除烦、凉血消痈之功效。《名医别录》："养血，去心腹痼疾结气，腰脊强，脚痹；除风邪留热，久服利人。"《日华子诸家本草》："养神定志，通利关脉……破宿血，补新生血。"《本草纲目》："活血，通心包络。"《本草分经》："去瘀生新，调经补血，治血虚血瘀之症。"《本草备要》："补心，生血，去瘀。气平而降。"

方中当归、赤芍、生地、川芎合成四物汤，与君药组成桃红四物汤，功擅活血化瘀。生地凉血清热，又合当归养阴润燥，使祛瘀而不伤阴血。丹参活血祛瘀止痛，养血活血以祛心脉之瘀血。当归、赤芍、生地、川芎，丹参等5药共为臣药，助君药，以增活血化瘀，通痹阻心脉之作用。

鸡血藤：性温，味苦，微甘，入肝、肾经，有活血补血、调经止痛、舒筋活络之功效。《饮片新参》："去瘀血，生新血，流利经脉。治暑痧，风血痹症。"《本草纲目拾遗》："活血，暖腰膝，已风瘫。"

延胡索：性温，味辛、苦，归心、肝、脾经，有活血、散瘀、理气、止痛之功效。《雷公炮炙论》："治心痛欲死。"《本草拾遗》："止心痛，酒服。"《本草分经》："能行血中气滞、气中血滞，活血利气，治诸痛。生用破血，酒炒调血。"《本草求真》："延胡索，不论是血是气，积而不散者，服此力能通达，以其性温，则于气血能行能畅，味辛则于气血能润能散，所以理一身上下诸痛，往往独行功多。然此既无益气之情，复少养营之义，徒仗辛温攻凝逐滞，虚人当兼补药同用，否则徒损无益。"

香附：性平，味辛、甘，微苦，归肝、三焦经，有理气解郁、止痛调经之功效。《新修本草》中提到："大下气，除胸腹中热。"《医学启源》云："快气。"《本草分经》说："通行十二经、八脉气分。调一切气，能引血药至气分，而生血，解六郁，利三焦，消积调经。乃治标之品，损气耗血。"《药鉴》："气微热，味甘辛，气重味轻，乃血中气药，诸血气方中所必用者也。"

降香：性温，味辛，归肝、脾、心经，功擅活血散瘀、止血定痛、降气。《本经逢原》云："降香色赤，入血分而下降，故内服能行血破滞，外涂可止血定痛。又虚损吐红，色瘀味不鲜者宜加用之，其功与花蕊石散不殊。"《本草经疏》中提出："降香，香中之清烈者也，故能辟一切恶气。入药以番舶来者，色较红，香气甜而不辣，用之入药殊胜，色深紫者不良。上部伤，瘀血停积胸膈骨，按之痛或并胁肋痛，此吐血候也，急以此药刮末，入药煎服之良。治内伤或怒气伤肝吐血，用此以代郁金神效。"

瓜蒌：性寒，味甘，微苦，入肺、胃、大肠经，有清热涤痰、宽胸散结、润燥滑肠之功效。《本草思辩录》中说："瓜蒌实之长，在导痰浊下行，故结胸胸痹，非此不治。"《本草纲目》："张仲景治胸痹痛引心背，咳唾喘息，及结胸满痛，皆用瓜蒌实，乃取其甘寒不犯胃气，能降上焦之火，使痰气下降也。"

方中佐以香附、降香理气，解气分之郁结，气行则血行，活血而不耗血；鸡血藤活血补血；延胡索活血、散瘀、理气、止痛，4药加强活血之力。瓜蒌散结通阳，通心中痹阻之阳气，5药共为佐药。

方中丹参、瓜蒌合为药对，以通为用，以瓜蒌散结通阳，通心中之阳气；丹参祛瘀生新，通痹阻之心脉，亦作佐使之用。

舒心痛Ⅳ号以桃红四物汤为基础，合以香附、降香、鸡血藤、延胡索等理气、活血、定痛之品。瓜蒌散结通阳，通心中之阳气；丹参祛瘀生新，通痹阻之心脉，共同发挥活血化瘀，通脉止痛的作用。全方祛瘀而不伤血，活血而不耗血，气行则血行，祛瘀不忘痹阻之阳气。本方之制在于针对胸痹心痛病机之本，瓜蒌散结通阳，通心中之阳气，以治"阳微"；活血之品合丹参通痹阻之心脉，以治"阴弦"。

3."通法"在舒心痛Ⅳ号中的体现：舒心痛Ⅳ号针对冠心病心绞痛（胸痹心

痛）瘀血内阻证而设，瘀血内阻证病机为瘀血所致心脉不通，瘀血痹阻，不通则痛。从病机分析来看，并未有痰浊的病理因素参与其中。而瘀血可致胸中阳气不运，进而心胸阳气痞塞，为此型的特殊之处。

本项研究结果表明，舒心痛Ⅳ号治疗冠心病心绞痛（胸痹心痛）瘀血内阻证，心绞痛疗效总有效率为83.3%，中医证候疗效总有效率可达90.0%，与对照组相比，舒心痛Ⅳ号明显改善中医证候，减少心绞痛的发作，疗效确切。而复方丹参片中含有丹参、三七、冰片等药物，具有活血化瘀、理气止痛之功效，仅符合洪治平所提"通法"中的通痹阻之心脉，但无通心中之阳气之品。舒心痛Ⅳ号中绝大多数药物为活血、理气、定痛之品，符合洪治平所提"通法"中的通痹阻之心脉的本意，合用瓜蒌散结通阳，蕴含通心中之阳气之意，可谓点睛之笔。

4.问题及展望

（1）本项研究结果亦表明：两组间心电图疗效比较，治疗组显效3例，有效12例，无效14例，加重1例，总有效率50.0%；对照组显效4例，有效14例，无效11例，加重2例，总有效率43.3%。两组间比较无统计学意义（$P > 0.05$）。未能显示出治疗组优于对照组。可能的原因：①入组患者的选择上已是有明确冠心病证据的心绞痛患者，对于入选时的心电图没有强调缺血的表现。②心电图缺血改善的程度和病情的改善，存在着并不平行的关系。

（2）名老中医专家的学术经验是我国中医药学的巨大财富，继承名老中医宝贵的临床经验，总结其独特的学术思想才能使中医学薪火相传，不断发展。洪治平运用"通法"治疗冠心病心绞痛，有其独特的实质内涵，分析总结其治疗冠心病心绞痛（胸痹心痛）的学术思想及运用"通法"治疗冠心病心绞痛的临证经验，必将为临床治疗冠心病心绞痛提供新思路，从而使中医文化得以传承并得到有效应用。

九、胸痹心痛之预防

第一、注意精神调养。古人历来注意摄生养神。《素问·上古天真论》云："恬淡虚无，真气从之，精神内守，病安从来。"情志过度的变化，常可导致脏腑的病变，特别是与心的关系密切。《灵枢·口问》云："心者，五脏六腑之大主也……故悲忧愁则心动。"可见情志的异常变化多影响到心。沈金鳌则提出

"七情之由作心痛"，更加明确认为七情的变化可导致心痛。所以注意摄生养神，避免过度喜怒忧思，是预防胸痹心痛的一个重要方面。

第二、注意生活起居，寒温适宜。气候的变化，对胸痹心痛的发生、发展有比较大的影响。《诸病源候论·心痛病诸候》指出"心痛者，风冷邪气乘于心也"，《杂病源流犀烛》也有"大寒触犯心君"发生心痛的记载，均提出了该病的诱发或发生，均与气候异常变化有关。新近一些研究单位对胸痹心痛发病因素进行了调查，结果有近1/2的患者是由阴雨寒凉等因素诱发。所以平素注意起居，做到寒温适宜是非常重要的。

第三、避免膏粱厚味，注意纠正偏食。古人向来提倡注重饮食调养，"过食肥甘""膏粱厚味"易产生湿气或痰浊。湿或痰是阻滞心脉，发生心痛的病因之一。现代医学已明确认识食用高脂饮食，造成高脂血症是导致动脉硬化，特别是冠状动脉粥样硬化的主要因素。美国脂质研究中心的冠心病一级预防报告证明，用控制饮食和胆树脂治疗使胆固醇（TC）和低密度脂蛋白胆固醇（LDL-C）分别下降8.5%和12.6%，冠心病死亡率分别减少20%和19%。饮食偏嗜，特别偏嗜咸食，亦可导致心痛发生。《素问·五脏生成》云："多食咸，则脉凝泣而变色。"脉涩则血气不通，不通则发生心痛。现代医学也证明高盐饮食是导致高血压主要因素之一，而高血压又是促进动脉硬化的主要因素之一。

第四、适当增加户外活动，坚持体育锻炼。《素问·宣明五气论》所说的"久卧伤气，久坐伤肉……"是指长期不活动会给人体带来一定的损害。适当增加户外活动，坚持体育锻炼，可使气血周流，经脉通畅，是预防胸痹心痛的好方法。但要根据自己体力和耐受程度，量力而行，也就是朱丹溪所强调的"动而中节"。

脑动脉硬化供血不足性眩晕，补肝肾、活血开窍、涤痰是关键

脑动脉硬化性眩晕主要指由脑动脉硬化所致的眩晕，属于脑性眩晕，脑动脉硬化系在全身动脉硬化的基础上，脑部血管呈弥漫性硬化，管腔狭窄及小动脉闭塞，脑实质血流减少，致使脑神经细胞变性而引起的一系列神经和精神症状的一

种疾病。该病所出现的症状多归属于眩晕、头痛、耳鸣、不寐、健忘、呆病等中医病证范畴，但其中以眩晕为主导病证。因为前庭神经核在脑干中位置表浅，是脑干中最大的神经核，对缺氧敏感而较易受损。前庭系统主要由椎-基底动脉供血，基底动脉分出的深穿支比较细小，而内听动脉的迷路支是没有吻合支的终末动脉，脑动脉硬化症患者极易造成大脑颞上回前庭皮质区供血不足，前庭神经核缺血缺氧，引发眩晕。故临床表现以眩晕为多见，但眩晕特点取决于受累动脉。当动脉硬化累及小脑后下动脉时，病变会累及小脑、前庭神经核、脊髓神经及内耳，眩晕剧烈，伴有平衡障碍和旋转性眼震；若耳蜗支受累可出现耳聋、耳鸣及听力下降。

脑动脉硬化性眩晕为临床常见病证，病机虚实互见，历代医家大多从风、火、痰、瘀、虚等方面加以阐释。洪治平总结历代名家经验，认为风、火、痰、瘀、虚皆可发为眩晕，但根据脑动脉硬化性眩晕患者临床表现和自身年龄特点，认为本病则以肝肾亏虚，痰浊瘀血为其主要病机。病属本虚标实，其本为肝肾亏虚，是发病的主要基础，其标为血瘀及痰浊，血瘀痰浊互结是脑动脉硬化性眩晕的主要病理因素。故在临床上主张标本兼治，以补肝肾、平肝阳、涤痰浊、化瘀血为大法，以通脑软脉饮为基本方加减治疗，以脑之神机灵性为病程分段依据，并注重活血化瘀药的使用。

一、对脑动脉硬化性眩晕病因病机认识

脑动脉硬化性眩晕病因上与年高体衰、情志失宜关系最密切。

（一）年高体衰

衰老是生物体组织、器官的退行性变化，是许多生理、病理过程综合作用的结果。衰老与肾密切相关，肾气虚损是衰老的根本原因。《素问·上古天真论》云："女子七岁，肾气盛，齿更发长；二七而天癸至，任脉通，太冲脉盛，月事以时下，故有子；三七，肾气平均，故真牙生而长极；四七，筋骨坚，发长极，身体盛壮；五七，阳明脉衰，面始焦，发始堕；六七，三阳脉衰于上，面皆焦，发始白；七七，任脉虚，太冲脉衰少，天癸竭，地道不通，故形坏而无子也。""丈夫八岁，肾气实，发长齿更；二八，肾气盛，天癸至，精气溢泻，阴阳和，故能有子；三八，肾气平均，筋骨劲强，故真牙生而长极；四八，筋骨隆盛，

肌肉满壮；五八，肾气衰，发堕齿槁；六八，阳气衰竭于上，面焦，发鬓斑白；七八，肝气衰，筋不能动；八八，天癸竭，精少，肾藏衰，形体皆极，则齿发去。肾者主水，受五脏六腑之精而藏之，故五脏盛乃能泻。今五脏皆衰，筋骨解堕，天癸尽矣，故发鬓白，身体重，行步不正，而无子耳。"突出说明肾中精气主宰人的生长、发育、成熟和死亡整个生命过程。张景岳认为："命门为元气之根，为水火之宅，五脏之阴气非此不能滋，五脏之阳气非此不能发，五脏之真，唯肾为根。"人到老年，由于肾气衰弱，不足以滋养五脏六腑，致使人体的正常生理功能减退，乃至出现病理变化，从而导致疾病的发生，故《素问·阴阳应象大论》云："年四十，阴气自半也，起居衰矣；年五十，体重，耳目不聪明矣；年六十，阴痿，气大衰，九窍不利，下虚上实，涕泣俱出矣。"，又"肾者，主蛰，封藏之本，精之处也"，肾藏精主骨，髓为精所生，而"脑为髓海"，故《灵枢·海论》云："髓海不足，则脑转耳鸣。"《灵枢·卫生》云："上虚则眩。"所论眩晕发生根本在于年高体衰者肾精不足、髓海失充，脑脉失养。肝肾同居下焦，肝藏血，肾生精，精血互生，肝肾同源，肝属木，肾主水，而年老肝肾亏虚，阴血不濡肝阳，肾水不滋肝木，则肝阳易动，此眩晕发生之肇端；若年老体虚，气血化源不足，脉道空虚，脑失所养，亦可发为本病。《灵枢·口问》所谓："上气不足，脑为之不满，耳为之苦鸣，头为之苦倾，目为之眩。"若肾虚不能化水，水泛成痰。《景岳全书·痰饮》云："盖痰即水也，其本在肾，在肾者，以水不归元，水泛为痰也。"痰阻气滞，清阳不展，此即《丹溪心法·头眩》所谓"无痰则不作眩"。若肾虚元气不足，无力推动血行，每致气虚血瘀；肾阳不足，温养失职，可致血寒而凝；肾阴不足，虚火炼液，可到血行迟缓涩滞，脉阻血瘀，脑络瘀阻而发为眩晕。以上说明年迈体衰肾虚可致痰瘀发生，年高之人，肾气亏虚，髓海空虚，脑络失养，痰瘀阻滞，脑络不通，发为眩晕。

（二）情志失宜

情志即情感、情绪，指喜、怒、忧、思、悲、恐、惊等7种心理活动，是人类精神活动中反映情感变化的一类心理过程。情志活动是脏腑机能活动的表现形式之一，脏腑气血是情志变化的物质基础，情志变化与五脏相应，故《素问·阴阳应象大论》："人有五脏化五气，以生喜怒悲忧恐。"喜、怒、悲、思、恐五志分别与五脏对应，肝在志为怒，心在志为喜，脾在志为思，肺在志为悲，肾在志为恐，人体的情志活动喜、怒、忧、思、悲、恐、惊七情，与"心志为喜""肝志为怒""脾志为思""肺志为悲""肾志为恐"在名称及内涵上相互对应，五志在内，生于五脏，七情在外，生于情感。随着社会的发展，人们日常工作及生活节律加快，高强度快节奏的工作方式使人们的精神易于紧张，精神压力加大，情绪常常出现波动，若情志变化达到一定强度，或持续很长时间，超过了人体本身正常生理承受范围，则会"怒伤肝""喜伤心""思伤脾""悲伤肺""恐伤肾"，使人体气机紊乱，脏腑阴阳气血失调，导致疾病发生。情志变动首先影响气机的升降出入，《素问·举痛论》言："百病生于气也，怒则气上，喜则气缓，悲则气消，恐则气下，寒则气收，炅则气泄，惊则气乱，劳则气耗，思则气结。"《丹溪心法·六郁》云："气血冲和，万病不生，一有拂郁，诸病生焉，故人身诸病，多生于郁。"由于气机正常升降出入运动是营血、津液等精微物质化生、输布的重要条件，故当气机升降失常，运行不畅，必然累及营血和津液，《寿世保元》指出："盖气者血之帅也，气行则血行，气止则血止……气有一息之不运，血有一息之不行。"因此若气机不畅，则血运受阻而成瘀血；津液代谢也与气机关系甚为密切，《医碥·痰饮》说："痰本吾身之津液，随气运行，气若和平，津流液布，百骸受其润泽，何致成痰为病。"揭示了气行则津布，气阻则津停的机理，故气机失常，津液输布障碍，可以聚湿生痰，痰浊血瘀相合，脑脉失荣，发为眩晕。

情志失宜与肝的关系更为密切，"七情之病必由肝起"，肝者，将军之官，体阴而用阳，为风木之脏，其在志为怒，其气主升、主动，主疏泄，调畅气机，与情志密切相关。清代医家魏之琇言："肝木为龙，龙之变化莫测，其于病亦然，明者遇内伤证，但求得其本，则其标可按籍而稽矣，此天地古今未泄之秘，《黄帝内经》微露一言，曰'肝为万病之贼'六字而止，似圣人亦不欲竟其端委，殆以生杀之柄不可操之人耳，余临证数十年乃始获之，实千虑之一得也。"王孟英也云："肺主一身之表，肝主一身之里，五气之感皆从肺入，七情之病必由肝起。"情志变化影响肝之疏泄功能，导致肝气不舒、肝气郁结。在日常工作生活中，所求不得，所愿不遂，会出现心情抑郁。若长期忧思气结，忧郁太过，导致冲和之令不行，木失条达，疏泄失施，肝气郁结，气机滞塞，日久气郁则化火伤阴，肝阴暗耗，肝阳易亢，阳化风动，上扰清窍，而发为眩晕。如《临证指南医案·眩晕门》言："经云'诸风掉眩，皆属于肝'，头为六阳之首，耳目口鼻皆系清空之窍，所患眩晕者皆属于肝，非外来之邪，乃肝胆之风阳上冒耳，甚则有昏厥跌仆之虞。"

脑动脉硬化性眩晕者多以"年高体衰"为基础，此时情志因素既可为病因，还可为发病诱因。肾水不敛，水不涵木，肝阳易亢，而在情志刺激下，阴阳失调，阳化风动，气血并走于上，发为眩晕。即《类证治裁·眩晕》所谓："肝胆乃风木之脏，相火内寄，其性主动主升，或由身心过动，或有情志郁勃，或由地气上腾，或由冬藏不密，或由年老肾衰，水不涵木，或由病后精神未复，阴不吸阳，以致目昏耳鸣，震眩不定。"或痰浊困阻，气机升降失常，清阳不能上升头目，洪治平认为头为清窍之地，元神之府，只受轻清之气，不容半点浊邪上犯。《医灯续焰》："胸中痰浊，随气上升，头目高而空明，清阳所注，淆浊之气，扰乱其间。"浊阴乘而上犯清窍，从而导致眩晕；另则气血生化乏源，气血精津不足，头窍失荣，也可发为眩晕。

从以上病因演变分析可以看出，脑动脉硬化性眩晕的病机为本虚标实，虚实夹杂，其以肝肾亏虚，精髓不足为本，以痰浊、血瘀为标。在病机演化过程中，血瘀贯穿于其中，系肝失疏泄，气机不畅，气滞血瘀；或痰浊阻滞，脑络失畅，久而成瘀，痰瘀阻滞是眩晕发病的病理关键。

二、脑动脉硬化性眩晕的辨证论治特点

（一）病有兼夹，证有侧重，随证治之

脑动脉硬化性眩晕临床常兼夹各种症状，如伴有头痛、失眠、健忘。朱丹溪、虞抟、张景岳等医家还认识到眩晕病可进展为中风，如朱丹溪言"眩运乃中风之渐"；张景岳所论大头眩，临床见患者中年以上，"卒倒而甚者"，有半身不遂、口眼㖞斜、言语不利等症，实际就是中风。罹患脑动脉硬化性眩晕者，多系年高之人，肾气不足，髓海空虚，脑络失养，脉络不畅，脑络瘀阻而容易发为中风，故肝肾亏虚，痰浊血瘀也是中风的病理基础。脑为髓海，元神之府，神机之用，人至老年，脏腑功能减退，年高阴气自半，肝肾阴虚，或肾中精气不足，不能生髓，髓海空虚，神机失用，记忆力减退以至丧失，又可发为呆病。如《医

林改错》所说"年高无记性者，脑髓渐空"。此外，年高气血运行迟缓，血脉瘀滞，脑络瘀阻，或脏腑功能失调，气血津液运行失常，而变生痰瘀浊毒，痹阻清窍，亦可使神机失用，发生呆病，故肝肾亏虚，痰浊血瘀亦是呆病的病理基础。脑动脉硬化性眩晕以眩晕为主导病证，临床上常将眩晕、中风、呆病、头痛、不寐、健忘等合而治之。如《临证指南医案·眩晕门》华岫云按语："此证（眩晕）之原，本之肝风，当以肝风、中风、头风门合而参之。"脑动脉硬化性眩晕初期为肝肾亏虚，精血不足，多伴有头痛、不寐为主，病久髓海空虚，神机失用，则加重伴有健忘、呆病。而在疾病发展过程中，痰浊血瘀贯穿其中，且其标实常由经入络，胶结难治，则可并发中风。临床上主张标本兼治，以补肝肾、平肝阳、涤痰浊、化瘀血为大法，以通脑软脉饮为基本方加减治疗。

（二）补肝肾、平肝阳、涤痰浊、化瘀血为治疗脑动脉硬化性眩晕的不变之法

脑动脉硬化性眩晕临床表现可见：发作性头晕，重者可逐渐频繁发作而成为持续性头晕，遇劳则重，休息后减轻。常伴有头胀痛或头痛如蒙，颧红，目赤，胸闷泛恶，健忘，神疲易倦，腰膝酸软，耳中蝉鸣或耳聋，夜寐不安。其舌象可见舌质紫暗或暗红，舌体胖大或有齿痕，舌苔白腻，脉象见弦滑或沉细或细涩。

本病老年人多见，因年高体衰，肝肾亏虚，阴精不能上奉，髓海不充，脑失所养，又因痰瘀阻滞，脑络不畅，发为眩晕；肝肾亏虚，水不涵木，肝阳易动，故眩晕时发时止，每因烦劳、情绪刺激而加重；肝肾精亏，髓海失充，元神不足，时有健忘，神疲易倦，腰膝酸软，夜寐不安等；若肝阴暗耗，肝阳偏盛，夹痰夹瘀上犯，可见头痛、头胀痛或头痛如蒙，耳中蝉鸣或耳聋等症；痰浊阻滞，三焦气机不利，故见胸闷泛恶；舌质紫暗或暗红，脉沉细或细涩示虚中夹瘀；舌质淡、舌苔白腻，舌体胖大有齿痕，脉见弦滑为痰浊阻滞之象。

临床治疗上以补肝肾、平肝阳、涤痰浊、化瘀血为治疗眩晕的不变之法，常以通脑软脉饮为治疗眩晕的基础方剂。方由熟地黄、枸杞子、何首乌、山茱萸、生石决明、菊花、蔓荆子、丹参、川芎、赤芍、橘红、瓜蒌、天竺黄、石菖蒲、葛根等药物组成。此方兼顾标本，补肝肾、平肝阳、涤痰浊、化瘀血相结合，用以治疗肝肾亏虚、痰浊血瘀证之眩晕。

三、脑动脉硬化性眩晕临床用药特点

以补肝肾、平肝阳、涤痰浊、化瘀血为法，常以通脑软脉饮为基本方治疗肝肾亏虚、痰浊血瘀型脑动脉硬化性眩晕，临证应用灵活变通，根据虚实轻重，随症加减变化，临床疗效满意。

（一）通脑软脉饮为治疗眩晕的常用方剂

自拟通脑软脉饮为其常用方剂，用以治疗肝肾亏虚、痰浊血瘀证之眩晕。方药：熟地25克，枸杞子20克，何首乌20克，山茱萸15克，生石决明25克，菊花15克，蔓荆子15克，丹参20克，川芎15克，赤芍15克，橘红10克，瓜蒌20克，天竺黄10克，石菖蒲15克，葛根15克。此方兼顾标本，补肝肾、平肝阳、涤痰浊、化瘀血相结合治疗眩晕。

方药解析：

熟地，甘，微温，入肝、肾经，《本草从新》："滋肾水，封填骨髓……一切肝肾阴虚，虚损百病，为壮水之主药。"《本草纲目》："填骨髓……生精血……利耳目。"何首乌，苦、涩，微温，入肝、肾经，《本草备要》："苦坚肾，温补肝，填精益髓。"《本草逢原》："养血益肝，固精益肾。"此二药共为君药，发挥益肝滋肾，填精生髓作用。枸杞子，甘，平，入肝、肾经，《本草纲目》言其"滋肾"，《药性论》言其"能补益精者不足"，有滋补肝肾、益精明目之功；山茱萸，酸，微温，入肝、肾经，《药性论》："补肾气……填精髓。"《名医别录》："益精，安五脏。"山茱萸配熟地，二药相须相成，其功效易彰。生石决明，咸，微寒，入肝经，清肝潜阳，《得配本草》言其"入足厥阴经血分，能生至阴之水，以制阳光"，《要药分剂》："大补肝阴，肝经不足者，断不可少。"为凉肝镇肝之要药；菊花，甘、苦，凉，入肝、肺经，取其轻清之性，用其清利头目，而《本草纲目》言其"益肝补阴……补水所以制火，抑金所以平木，木平则风息"。蔓荆子，苦、辛，平，入肝、膀胱、胃经，王好古称其可"搜肝风"，《名医别录》言其治"脑鸣"，其药性升发，可清利头目。洪治平将上5药共为臣药，辅助君药以增益肝滋肾之力，并发挥平肝潜阳的作用。丹参，苦，微寒，入心、心包经，有活血化瘀、养神定志、祛瘀生新而不伤正之功，《本草纲目》谓其"能破宿血，补新血"，《本草汇言》"善治血

分，去滞生新……顺脉之药也"，洪治平认为丹参一味"功同四物"，降而行血，为调理血分之主药，通脑络而行瘀滞；川芎，辛，温，入肝、胆、心包经，活血化瘀，调畅气机，《神农本草经》称其能"主治中风入脑头痛，寒痹……"而《日华子诸家本草》认为川芎"治一切风，一切气，一切劳损，一切血"，《药性赋》称"其用有二：上行头角，助清阳之气止痛；下行血海，养新生之血调经"，其能上行头目，调气活血；赤芍，酸、苦，凉，入肝、脾经，有清热凉血，散瘀止痛之功，《本草蒙筌》言其"气薄味厚，可升可降，阴中之阳"，《名医别录》："通顺血脉……散恶血，逐贼血。"《本草纲目》："赤芍散邪，能行血中之滞。"其性沉阴，入血分，能行血中之滞，与丹参、川芎相合，加强活血通络之力；瓜蒌，甘、寒，入肺、胃、大肠经，《本草纲目》言其"涤痰结"，有化痰散结之功；橘红，辛、苦、温，入脾、胃经，理气宽中，燥湿化痰，《本草纲目》："下气消痰。"《药品化义》："能横行散结……盖治痰须理气，气利痰自愈。"天竺黄，甘、寒，入心、肝经，清热化痰，清心定惊，《本草求真》："能逐痰利窍，其性和缓，而无寒滑之患也。"洪治平认为其能通利头窍，镇肝明目；菖蒲，辛，微温，入心、肝、脾经，除痰消积、宁神益志，《本草正义》："辛能开泄……凡停痰积饮，湿浊蒙蔽……则非辛温开窍……不能疏通……使耳目聪明，九窍通利。"其能通头窍，聪耳明目。以上7味药为佐药，佐助君臣，活血行气，涤痰通窍，以使血行痰消，脉道通畅。葛根，甘、辛，平，入脾、胃经，《本草求真》："轻扬升发。"《本草新编》："体轻上行。"洪治平认为其能轻扬升散，升发清阳之气，为使药，可载诸药上行以达病所。以上诸药相辅相成，共同发挥补肝肾，平肝阳，涤痰浊，化瘀血的作用。

（二）临证用药，随证加减

若症见头晕较重，多为肝阳化风内动，加天麻、川牛膝、钩藤等平肝息风潜阳。

若明显头痛者，加白芍、甘草，酸甘化阴，柔肝平肝，缓急止痛；加白芷、僵蚕、蝉蜕等，祛风解痉止痛。

若患者健忘明显，多有髓减脑消，神机失用，原方重用熟地、枸杞子、何首乌，同时伍用鹿角胶、龟板胶、阿胶、紫河车补髓填精。

若兼心悸、失眠多梦、纳差者，此乃心神失养，脾虚化源不足，则加用白术、黄芪、党参、茯神、远志、柏子仁，补益心脾、养心安神。

对于伴发中风者，多以痰浊血瘀为主，原方中丹参、川芎、赤芍、天竺黄、石菖蒲加量，佐用桃仁、红花、鸡血藤、地龙增加活血化瘀之力。

若腰膝酸软、步履艰难明显，加用杜仲、桑寄生、山药，加重枸杞子、山茱萸用量，以补肝肾、强腰膝。

若见头身困重如蒙，头胀痛明显，胸闷纳差，舌质红，苔黄腻，脉弦滑而数，为痰浊中阻，郁而化热，酌加黄连、竹茹、枳实等清热化痰理气。

（三）活血化瘀药的使用

脑动脉硬化性眩晕主要病机为肝肾亏虚，精血不足，髓海失充，痰浊瘀血阻滞脑络，在其病机演化过程中，血瘀贯穿于始终。《素问·四时刺逆从论》云："涩则病积，善病巅疾。"虞抟《医学正传》提出"血瘀致眩"之说，皆说明血瘀发生与眩晕发病有密切关系。血瘀发生一方面系患者情志失宜，肝失疏泄，气机郁滞，血行不畅所致；另一方面因痰浊等有形实邪阻滞，脑络不畅所致。故洪治平临床治疗眩晕，常常加用活血化瘀药物，其瘀血轻者常加入丹参、川芎、赤芍、鸡血藤、川牛膝，瘀血重者常用桃仁、红花、水蛭、地龙以达祛瘀生新之功，临床效果颇佳。

四、学术思想的源流

眩晕的病因病机涉及虚实多方面，外感、内伤均可导致眩晕，洪治平认为脑动脉硬化性眩晕系本虚标实，肝肾亏虚，髓海失充。其论源于《灵枢·口问》："故上气不足，脑为之不满，耳为之苦鸣，头为之苦倾，目为之眩。"脑为之不满实际为髓海不足，与《灵枢·海论》："髓海不足，则脑转耳鸣，胫酸眩冒，目无所见，懈怠安卧"相合，而《灵枢·卫生》提纲挈领总结眩晕发病病机为："上虚则眩。"《黄帝内经》之论至张景岳，都明确提出"无虚不作眩"，认为"眩晕一症，虚者居其八九，而兼火痰者，不过十中一、二耳"，又论"非风眩运掉摇惑乱者，总由气虚于上而然"，进一步阐释《灵枢·卫生》"上虚则眩"之论。

《素问·至真要大论》云："诸风掉眩，皆属于肝。"《素问·五藏生成》

言："徇蒙招尤，目冥耳聋……下实上虚，过在足少阳厥阴，甚则入肝。"《脉经》认为"病发于肝者，头目眩"，《仁斋直指方》云："人身阴阳，相抱而不离，故阳欲上脱，阴下吸之。若淫梦过度，肾家不能纳气归元，使诸气逆奔于上，此眩晕出于肾虚也。"《质疑录》则认为"若云无痰不作眩，似以痰为眩病之本矣。岂知眩晕之来也……有气虚而眩……有肾虚而眩"。汪蕴谷《杂症会心录》曰："气禀薄弱，酒色不谨，肝肾亏而内伤剧，致眩晕大作。"陈修园认为以虚为主，主张"欲荣其上，必先灌其根本"。洪治平认为脑动脉硬化性眩晕其病在上，而病之本在下，其本为肝肾，实为肝肾亏虚，肾主藏精，肝主藏血，肝肾亏虚，纳气不能，肝阳逆上，精血不生，脑髓失充，发为眩晕。

痰浊血瘀在眩晕发病中起到重要作用，《丹溪心法》提出"无痰不作眩"，《医鉴》记载"眩晕者，痰因火动也，盖无痰不能作眩，虽因风者，亦必须有痰"，《医方类聚》有"眩晕之症……及其七情之气所结，郁而生涎，皆令人一时眩晕"之论，皆讲痰浊在眩晕发病中的作用。而《素问·四时刺逆从论》第六十四云："涩则病积，善病巅疾。"虞抟《医学正传》提出"血瘀致眩"之说，皆说明血瘀发生与眩晕发病有密切关系。《医学从众录·眩晕》总结："盖风非外来风，指厥阴风木而言，与少阳相火同居，厥阴气逆，则风生而火发，故河间以风火立论也。风生必挟木势而克土，土病则聚液而成痰，故仲景以痰饮立论，丹溪以痰火立论也，究之肾为肝母，肾主藏精，精虚则脑海空而头重，故《黄帝内经》以肾虚及髓海不足立论也。其言虚者，言其病根；其言实者，言其病象，理本一贯。"

依据历代医家观点，结合临床实践，认为脑动脉硬化性眩晕的主要病机是肝肾亏虚，肝阳扰动，痰浊瘀血阻滞，病之根本为肝肾不足，故洪治平强调"补肝肾，则精髓充盈；平肝阳，则肝柔风止"。痰瘀阻滞是眩晕发病的病理关键，故涤痰浊、化瘀血，则痰祛除、脑络畅，脑窍通而眩晕平复。

五、典型病例

病例1：张某，男，65岁，2009年10月18日初诊。患者近2年来每因劳累后出现头晕，休息后减轻，近1个月来逐渐频繁而成为持续性，时有头痛，耳中蝉鸣，腰膝酸软，夜寐不安，健忘，舌紫暗，苔薄腻，脉弦细。在当地医院诊断为脑动脉硬化症、脑动脉供血不足，曾静脉滴注盐酸倍他啶、丹参川芎嗪、丁咯地尔等无效。查血压：165/95毫米汞柱，神志清，眼球活动灵活，四肢肌力、肌张力正常，共济运动无异常，未引出病理反射。

辨证：肝肾亏虚，痰瘀互结。

治法：滋阴补肾，平肝息风，涤痰化瘀。

方药：通脑软脉饮加减，方药如下：熟地25克，枸杞子20克，何首乌20克，山茱萸15克，生石决明25克，菊花15克，蔓荆子15克，丹参20克，川芎15克，赤芍15克，橘红10克，瓜蒌20克，天竺黄10克，石菖蒲15克，葛根15克，天麻20克，钩藤20克，川牛膝15克。水煎服，每日1剂，连服10剂。

复诊2009年10月28日，头晕改善，头晕持续时间减少，头痛、口干、烦热减轻，睡眠较前好转，但仍腰膝酸软，两膝无力，舌质暗红，苔薄白，脉沉细。查血压：150/85毫米汞柱，余未见特殊改变。

上方中枸杞子加至30克，山茱萸加至25克，同时加杜仲20克，桑寄生20克，山药20克，连服7剂。

三诊2009年11月5日，头晕基本消失，睡眠好转，舌淡红，苔薄，脉细。

守上方10剂，隔日1剂，巩固疗效。

后随访至今未再发病。

病案解析：此为典型的脑动脉硬化性眩晕，辨证属肝肾亏虚，痰瘀互结。以熟地、何首乌二药共为君药，熟地，甘，微温，入肝、肾经，《本草从新》："滋肾水，封填骨髓……一切肝肾阴虚，虚损百病，为壮水之主药。"何首乌，苦、涩，微温，入肝、肾经，《本草逢原》："养血益肝，固精益肾。"2药同用发挥益肝滋肾、填精生髓作用。枸杞子，甘，平，入肝、肾经，有滋补肝肾、益精明目之功；山茱萸，酸，微温，入肝、肾经，山茱萸配熟地，二药相须相成，其功效易彰；生石决明，咸，微寒，入肝经，清肝潜阳，洪治平认为其为凉肝镇肝之要药；菊花，甘、苦，凉，入肝、肺经，取其轻清之性，用其清利头目；蔓荆子，苦、辛，平，入肝、膀胱、胃经，王好古称其可"搜肝风"，《名医别录》言其治"脑鸣"，其药性升发，可清利头目，洪治平将上5药共为臣药，辅助君药以增益肝滋肾之力，并发挥平肝潜阳的作用。丹参，苦，微寒，入心、心包经，有活血化瘀、养神定志、祛瘀生新而不伤正之功，丹参"功同四物"，降而行血，为调理血分之主药，通脑络而行瘀滞；川芎，辛，温，入肝、胆、心包经，能活血化瘀，调畅气机，其能上行头目，调气活血；赤芍，酸、苦，凉，入肝、脾经，有清热凉血、散瘀止痛之功，其性沉阴，入血分，能行血中之滞，与丹、芎相合，加强活血通络之力；瓜蒌，甘，寒，入肺、胃、大肠经，涤痰散结；橘红，辛、苦，温，入脾、胃经，能理气宽中、燥湿化痰；天竺黄，甘，寒，入心、肝经，能清热化痰、清心定惊，洪治平认为其能通利头窍，镇肝明目；石菖蒲，辛，微温，入心、肝、脾经，能除痰消积，宁神益志，可通头窍，聪耳明目，洪治平将以上7味药为佐药，佐助君臣，活血行气，涤痰通窍，以使血行痰消，脉道通畅。葛根，甘、辛，平，入脾、胃经，其能轻扬升散，升发清阳之气，为使药，可载诸药上行以达病所。头晕渐重，多为肝阳化风内动，可加天麻、川牛膝、钩藤等平肝息风潜阳。以上诸药相辅相成，共同发挥补肝肾、平肝阳、涤痰浊、化瘀血的作用。

二诊时患者仍腰膝酸软，两膝无力，此为肝肾亏虚，精血不足，加用杜仲、桑寄生、山药。杜仲，甘，微辛，温，入肝、肾经，《神农本草经》谓其"主腰脊痛，补中，益精气，坚筋骨"，具有补肝肾、强筋骨之功；桑寄生，苦、甘，平，入肝、肾经，《日华子诸家本草》："助筋骨，益血脉。"补肝肾，强筋骨，通经络；山药，味甘，性平，归脾、肺、肾经，《本草纲目》："健脾补益、滋精固肾、治诸百病、疗五劳七伤。"可补肾涩精，还可补脾养胃以充化源。加重枸杞子、山茱萸用量，以加强益精填髓、补肝肾、强腰膝之功。

三诊患者诸症改善，然本虚之质非旦夕可补，胶固之实非一时可化，守原方缓缓调之以善其后。

病例2：患者，郭某，男，68岁，2004年3月初诊。

现病史：头痛，头晕，耳鸣5年，近1周头晕加重，嗜睡，近记忆力明显减退，左半身麻木，肢体活动欠灵活。查血压：150/90毫米汞柱，胆固醇6毫摩尔/升，甘油三酯2.4毫摩尔/升；经颅多普勒超声检查提示：右侧颈总动脉血流量减少，右侧大脑中动脉、前动脉、后动脉血流速度减慢，频谱图示：$S_2 > S_1$峰。

西医诊断为脑动脉硬化症。中医辨证为肝肾亏虚，虚风内扰，脑络失养。治以补肾平肝，息风通窍，活血通经。方用通脑软脉饮加减，方中枸杞子20克，山茱萸20克，女贞子15克，山药25克，黄精20克，白菊花15克，蔓荆子15

克，丹参20克，葛根20克，石菖蒲15克，郁金15克，鸡血藤15克，红花15克。嘱其服药半个月。

半个月后二诊：头晕、头痛症状明显减轻，左半身麻木及肢体欠灵活亦好转。

将上药制成丸剂，服1个月后，三诊时，自诉头晕、头痛症状基本消失，肢体还稍有麻木感。血压降至135/85毫米汞柱，胆固醇降至正常。经颅多普勒超声提示：右侧大脑中动脉、前动脉、后动脉血流速度接近正常，频谱转为正常。

六、临床研究

（一）资料与方法

1.一般资料：患者均为辽宁中医药大学附属第二医院门诊及住院患者，其中治疗组男18人，女12人，对照组男19人，女11人，其性别分布统计学处理，无显著差异（$P > 0.05$），患者病情轻重程度、年龄、病程经统计学处理无显著差异（$P > 0.05$），具有可比性，详见表2-23。观察时间从2009年8月至2010年2月。

表2-23　治疗组与对照组轻重程度、年龄、病程比较

组别	例数（例）	轻重程度			年龄（岁）（$\bar{x} \pm s$）	病程（月）（$\bar{x} \pm s$）
		轻	中	重		
治疗组	30	4	21	5	64.59 ± 4.76	10.97 ± 9.29
对照组	30	5	22	3	64.67 ± 4.19	10.03 ± 6.17

2.病例选择：

（1）受试者入选标准：选择年龄在60岁以上，符合中医肝肾亏虚、痰浊血瘀证型的脑动脉硬化症患者。

（2）中医诊断标准（参照国家中医药管理局《中医病证诊断疗效标准》）：①有典型眩晕症状：自觉头晕，昏沉或晕胀不适；或自身有旋转或晃动感，或目眩，或视物旋转；头痛、胸闷泛恶，腰膝酸软，耳鸣；健忘，神疲易倦。②年逾六旬。③可有反复发作病史。

（3）西医诊断标准：①有脑动脉硬化的症状和体征，而初发于45岁以上者。②排除颅内肿瘤、炎症、中毒、外伤等病变。③有高血压病史。④有眼底动脉硬化的表现。⑤心血管系统及其他部位具有某些动脉硬化者：冠状动脉硬化的

临床和心电图改变，主动脉硬化的X线征，颈动脉、锁骨下动脉杂音，桡、颞、足背动脉硬化征。

如具有上述各方面的表现，临床可确定为脑动脉硬化症。如只具有①、②两项，而不全具备③、④、⑤项者，应进行以下辅助检查：血脂测定；脑血流图，包括药物试验；脑电图，包括压颈诱发试验；必要时做脑血管造影；有条件时做局部血流测定。

（4）中医辨证标准：肝肾亏虚、痰浊血瘀：头晕、昏沉或晕胀不适，目眩，动则益甚，劳累即发，或伴有头痛、耳鸣或耳聋，胸闷泛恶，腰膝酸软，健忘，神疲易倦，舌质淡，或紫暗，脉沉细涩或沉弦。

（5）眩晕轻重分级标准：①轻度：自觉头晕，无自身或景物旋转感或晃动感；或单纯头部昏沉而不影响活动。②中度：自觉头晕并有自身旋转或晃动感，但不影响生活；或单纯头昏而影响活动，但能完成日常工作。③重度：自觉头晕并有自身和景物旋转感，头身不敢转动；或单纯头昏，难以完成日常工作。

（6）纳入病例标准：①年龄>60岁。②同时符合中西医诊断标准和中医辨证标准者。③不符合下述排除标准中任何一项。

（7）排除病例标准：①诊断尚不明确者。②60岁以下，过敏体质及对本药过敏者。③原有严重的心血管、肝、肾及造血系统疾病及精神病患者。④不符合纳入标准，未按规定服药，无法判定疗效或资料不全等影响疗效或安全性判断者。

3.观察方法：

（1）设计方案及分组采用随机平行对照，自身前后对照观察；采用随机数字表法，将所有受试者按就诊顺序编号，分为治疗组及对照组各30例。

（2）给药方案：对照组：盐酸倍他司汀，早、晚餐后半小时各服8毫克。治疗组：采用通脑软脉饮治疗。

（3）通脑软脉饮组成及用法：熟地25克，枸杞子20克，何首乌20克，山茱萸15克，生石决明25克，菊花15克，蔓荆子15克，丹参20克，川芎15克，赤芍15克，橘红10克，瓜蒌20克，天竺黄10克，石菖蒲15克，葛根15克。辽宁中医药大学附属第二医院煎药房提供，每日1剂，水煎取汁400毫升，早晚分服，连服30天。

4.观察指标与方法： 以下所有指标治疗前后各检查1次，观察时间为30天。

（1）安全性观测：①一般体格检查。②血、尿、便常规。③肝肾功、心电图。

（2）疗效性观测：①临床症状、体征、舌脉变化。②经颅多普勒（TCD）各项指标：大脑前、中、后动脉平均血流速度及椎–基底动脉平均血流速度和搏动指数、阻力指数。③血液流变学指标（低切、高切、血浆黏度、红细胞压积）。④血脂（总胆固醇TC、甘油三酯TG、低密度脂蛋白胆固醇LDL–C）。

以上均由辽宁中医药大学附属第二医院检验科与TCD室专业人员检测。

5.疗效判定标准：

（1）中医证候疗效标准：参考卫生部《中药新药临床研究指导原则》中关于"中医证候的计分法"的规定而自拟。对临床证候均采用半定量等级计分评价方法，即按无（0）、轻（1）、中（2）、重（3）分别给予评分，根据治疗前后积分值的变化评定疗效。

痊愈：治疗后证候积分较治疗前减少≥95%者；

显效：治疗后证候积分较治疗前减少70%～94%者；

有效：治疗后证候积分较治疗前减少30%～69%者；

无效：治疗后证候积分较治疗前减少0～29%者；

加重：治疗后证候积分增加者。

计算公式：（治疗前积分–治疗后积分）/治疗前积分×100%

（2）临床总疗效判定标准：临床痊愈：眩晕消失，舌脉基本恢复正常，TCD、血脂、血流变等基本正常。显效：眩晕明显改善，TCD、血脂、血流变等指标接近正常。有效：眩晕程度减轻，TCD、血脂、血流变等较治疗前有改善。无效：主要症状无变化，检查指标无改善。

6.统计学处理： 计量资料方差齐时用t检验，方差不齐时用t'检验或秩和检验；计数资料用x^2检验，用SPSS10.0统计软件进行统计处理；等级资料用Ridit分析，使用日本卡西欧3900PV程序型计算器。

（二）治疗结果与分析

1.临床总疗效分析： 通脑软脉饮组（治疗组）总有效率为86.7%，盐酸倍他司汀组（对照组）为73.3%，通过Ridit分析，差异无显著性意义（$P>0.05$），见

表2-24。

表2-24　两组临床总疗效比较

组别	例数（例）	痊愈（例）	显效（例）	有效（例）	无效（例）	总有效率（%）
治疗组	30	5	13	8	4	86.7
对照组	30	3	7	12	8	73.3

　　2.治疗前后中医证候的改变：治疗组和对照组均对中医证候有明显改善：对头晕、目眩等证候差异无显著性（$P > 0.05$），说明疗效相当；改善头痛症状，治疗组优于对照组（$P < 0.05$）；改善耳鸣、胸闷泛恶、腰膝酸软等症状，治疗组则明显优于对照组（$P < 0.01$）；治疗组治疗前后中医证候积分差值明显高于对照组（$P < 0.01$），说明中医证候总疗效相比，治疗组优于对照组，见表2-25和表2-26。

表2-25　两组治疗前后中医证候改善情况

证候	治疗组（n=30）					
	例数（例）	加重（例）	无效（例）	有效（例）	显效（例）	痊愈（例）
头晕	30	1	2	12	7	8
目眩	25	1	3	9	2	10
头痛	14	0	1	3	2	8★
腰膝酸软	23	0	2	7	4	10★★
耳鸣	27	0	6	7	2	12★★
胸闷泛恶	21	0	4	5	2	10★★
合计	140	2	18	43	19	58

证候	对照组（n=30）					
	例数（例）	加重（例）	无效（例）	有效（例）	显效（例）	痊愈（例）
头晕	30	3	3	14	5	5
目眩	24	2	8	3	2	9
头痛	12	1	4	1	2	4★
腰膝酸软	22	1	12	4	3	2★★
耳鸣	28	2	12	9	2	3★★
胸闷泛恶	23	2	6	7	3	5★★
合计	139	11	45	38	17	28

　　注：两组治疗后比较：★$P < 0.05$，★★$P < 0.01$

表2-26 两组治疗前后中医证候总积分比较（$\bar{x} \pm s$）

项目	治疗组（n=30）			对照组（n=30）		
	治疗前	治疗后	差值	治疗前	治疗后	差值
总积分	9.12 ± 2.28	2.65 ± 1.97**	6.02 ± 1.33△	8.18 ± 2.13	3.15 ± 2.21**	4.27 ± 1.89

注：自身前后比较：**$P<0.01$；两组差值比较：△$P<0.05$

3.治疗后经颅多普勒各项指标的比较： 治疗后两组患者的TCD各项指标（大脑前、中、后动脉和椎-基底动脉的平均血流速度和搏动指数、阻力指数）均有明显改善（$P<0.01$），两组治疗后比较，差异无显著意义（$P>0.05$），见表2-27。

表2-27 两组治疗前后TCD的比较（$\bar{x} \pm s$，n=30）

项目	治疗组（n=30）			对照组（n=30）		
	治疗前	治疗后	差值	治疗前	治疗后	差值
Vm-ACA（cm/s）	40.50 ± 4.16	45.16 ± 4.35**	3.53 ± 2.64	39.86 ± 3.47	44.03 ± 3.15**	3.72 ± 2.08
Vm-MCA（cm/s）	60.82 ± 4.53	64.22 ± 3.76**	2.18 ± 1.72	62.21 ± 3.96	63.52 ± 3.81**	1.53 ± 1.29
Vm-PCA（cm/s）	33.92 ± 3.57	38.32 ± 3.91**	4.13 ± 2.05	34.25 ± 3.11	37.16 ± 3.45**	3.10 ± 2.02
Vm-BA（cm/s）	35.12 ± 3.26	36.95 ± 3.62**	1.97 ± 1.24	35.66 ± 3.28	36.84 ± 3.63**	1.94 ± 1.21
Vm-VA（cm/s）	25.15 ± 2.49	28.24 ± 2.18**	3.21 ± 1.65	24.97 ± 2.19	26.96 ± 2.38**	1.78 ± 1.51
P_1	0.76 ± 0.05	0.77 ± 0.02**	0.05 ± 0.03	0.79 ± 0.05	0.76 ± 0.04**	0.06 ± 0.01
R_1	0.64 ± 0.02	0.61 ± 0.04**	0.04 ± 0.02	0.59 ± 0.03	0.58 ± 0.04**	0.05 ± 0.02

注：自身前后比较：**$P<0.01$

4.治疗前后血脂的比较： 治疗后治疗组的血脂（TC、TG、LDL-C）较治疗前有显著的改善（$P<0.01$）；对照组治疗后的血脂较治疗前无改善（$P>0.05$），两组差值比较（$P<0.05$），治疗组改善血脂指标优于对照组，见表2-28。

表2-28　两组治疗前后血脂的比较（$\bar{x} \pm s$，$n=30$）

项目	治疗组（$n=30$）		差值	对照组（$n=30$）		差值
	治疗前	治疗后		治疗前	治疗后	
TG（毫摩尔/升）	2.31 ± 0.76	1.78 ± 0.49**	0.38 ± 0.23△	2.17 ± 0.48	2.09 ± 0.50	0.03 ± 0.01
TC（毫摩尔/升）	5.98 ± 0.85	5.56 ± 0.81**	0.31 ± 0.02△	5.76 ± 0.76	5.45 ± 0.71	0.03 ± 0.01
LDL-L（毫摩尔/升）	3.62 ± 0.29	3.34 ± 0.28**	0.21 ± 0.03△	3.51 ± 0.35	3.49 ± 0.46	0.02 ± 0.01

注：自身前后比较：**$P<0.01$，两组差值比较：△$P<0.05$

5.治疗前后血液流变学指标比较：两组患者治疗前全血黏度、血浆黏度、红细胞压积均有不同程度升高，治疗组治疗前后比较各项指标均有显著性改善（$P<0.01$）；对照组前后比较无改善（$P>0.05$），说明本方可降低血液黏稠度，且两组治疗后差值比较（$P<0.05$）提示治疗组改善血液流变学指标优于对照组。见表2-29。

表2-29　两组治疗前后血液流变学指标比较（$\bar{x} \pm s$，$n=30$）

项目		治疗组（$n=30$）		差值	对照组（$n=30$）		差值
		治疗前	治疗后		治疗前	治疗后	
全血黏度	高切	12.12 ± 1.65	10.23 ± 1.21**	1.12 ± 0.07△	11.21 ± 1.45	10.68 ± 1.53	0.03 ± 0.02
	低切	5.61 ± 0.29	5.36 ± 0.29**	0.15 ± 0.03△	5.54 ± 0.31	5.39 ± 0.32	0.03 ± 0.02
血浆黏度		2.62 ± 0.19	2.38 ± 0.19**	0.16 ± 0.02△	2.59 ± 0.27	2.52 ± 0.28	0.02 ± 0.01
红细胞压积		0.49 ± 0.02	0.41 ± 0.03**	0.47 ± 0.02△	0.47 ± 0.02	0.46 ± 0.01	0.02 ± 0.01

注：自身比较**$P<0.01$，两组差值比较△$P<0.05$

6.安全性指标比较及药物副作用观察：治疗组与对照组患者治疗前后肝功能各项指标差异无显著意义（$P>0.05$）；治疗组与对照组患者治疗前后肾功能指标差异亦无显著意义（$P>0.05$）。治疗组与对照组治疗前后血、尿常规及心电图无明显改变。治疗组、对照组均未见有不良反应。

七、分析讨论

（一）通脑软脉饮对中医证候的影响

从对中医证候的观察可以发现，通脑软脉饮和盐酸倍他司汀对中医证候均有改善作用，两者对头晕、目眩等证候改善无显著性差异，说明疗效相当。而对耳鸣、胸闷泛恶、腰膝酸软等症状改善方面，通脑软脉饮明显优于盐酸倍他司汀。对头痛症状改善，通脑软脉饮也优于盐酸倍他司汀。通过对中医证候总积分比较，治疗组治疗前后中医证候积分差值明显高于对照组，经统计学处理有显著性差异（$P < 0.05$），说明通脑软脉饮在中医证候总体疗效改善方面优于盐酸倍他司汀。

通脑软脉饮能明显改善头晕、目眩等症状，尤其对头痛、耳鸣、胸闷泛恶、腰膝酸软等症状改善更为明显，且疗效优于对照组，说明通脑软脉饮药物作用靶点多，较盐酸倍他司汀单纯对椎-基底动脉系统的扩张作用及增加耳蜗、前庭血流量更有优势。因该方中有熟地、山茱萸、枸杞子、何首乌等滋补肝肾之品和瓜蒌、橘红、天竺黄等化痰浊之品，故对肝肾亏虚兼有痰浊证候应有明显的改善作用。

（二）通脑软脉饮对脑循环的影响

肝肾亏虚、痰浊血瘀型脑动脉硬化性眩晕，从经颅多普勒的各项检测指标可以看出其存在着不同程度的脑供血不足，脑血循环功能差等表现。现代药理研究表明丹参、川芎、赤芍都有扩张血管、改善微循环的作用。通过疗效对比分析，通脑软脉饮可明显改善脑部血液循环，其扩张脑血管的作用与倍他司汀扩血管作用无显著差异性。

（三）通脑软脉饮对血脂的影响

脑动脉硬化性眩晕患者多伴发有高脂血症，其在动脉硬化发生发展过程中起到重要作用，尤其是低密度脂蛋白胆固醇，其在动脉内膜沉积的过程中，损伤内皮细胞功能，加速了动脉硬化的进展和斑块的形成。现代药理研究表明丹参、赤芍、葛根、橘红有降血脂作用，而通脑软脉饮伍用这些药物对改善血脂水平有益。通过临床研究表明，通脑软脉饮确实可以降低脑动脉硬化眩晕患者甘油三酯和低密度脂蛋白胆固醇水平，改善内皮细胞功能，其对甘油三酯降低程度更为明显。

（四）通脑软脉饮对血液流变学指标的影响

通过临床研究表明，通脑软脉饮可明显改善肝肾亏虚痰浊血瘀型脑动脉硬化性眩晕的血液流变学指标，对全血黏度、血浆黏度、红细胞压积均有不同程度的降低。

脑动脉硬化性眩晕患者因脑血循环功能差，常有高凝、高黏状态，进而使血流缓慢，组织缺血缺氧加重，因此对高凝、高黏状态的改善可以改善临床症状，通脑软脉饮中伍用活血化瘀和行气之品，可使瘀血得化，血脉畅通，进而改善血液流变学指标。

渗湿化饮、活血通窍法治湿阻血瘀型眩晕

中医学认为眩晕是以头晕、眼花为主症的一类病证。现代医学认为：眩晕（vertigo）是一种运动性或位置性错觉，造成人与周围环境空间关系在大脑皮质中反应失真，产生旋转、倾倒及起伏等感觉。两者描述相似。洪治平认为本病病位在脑窍，其发病与脾胃及脑窍关系密切，从湿、瘀论治眩晕，采用渗湿化饮、活血通窍法治疗，取得良好的疗效。

一、脾胃生理

脾胃受纳水谷，运化水谷精微，濡养周身。《素问·经脉别论》第二十一："食气入胃，散精于肝，淫气于筋。食气入胃，浊气归心，淫精于脉……饮入于胃，游溢精气，上输于脾。脾气散精，上归于肺……"《医宗必读》言："谷入于胃，洒陈于六腑而气至，和调于五脏而血生，而人以资为生者也。故曰：后天之本在脾。"脾胃相较而言，脾属阴，主升清，濡养清窍，胃属阳，主降浊，传递糟粕，即"脾宜升则健，胃宜降则和"（《临证指南医案》）。两者相辅相成，"纳化相依、升降相因、燥湿相济"，其中以脾之升清作用为主，清阳上升，营养脑窍，则耳聪目明。如清人林礼丰所言："心者阳中之阳，头者诸阳之会。人之有阳气，犹天之有日也。天以日而光明，犹人之阳气会于头，而目能明视也。"脾阳的升清作用正常，则脑窍皆得以濡养，非仅眼目一窍也。

二、病因

脾胃受病，则脾不升清，清窍失养；胃不降浊，阴邪上逆，蒙蔽清窍。两者同在中焦，斡旋升降，生理病理均相互影响，相互促进。但两者的致病原因略有不同。《脾胃论》云："饮食不节，则胃先病，脾无所禀而后病；劳倦则脾先病，不能为胃行气而后病。其所生病之先后虽异，所受邪则一也。"即言虽然病因不同，发病先后不一，但最终均致脾胃俱病。脾胃受病的原因大致有以下几种：

（一）禀赋

黄元御云："祖气初凝，美恶攸分，清浊纯杂，是不一致，厚薄完缺，亦非同伦。"人身生来体质不同，对疾病的易感性也不同。

脾属太阴，喜燥恶湿，病则多湿盛，进而可化生痰饮；而胃属阳明，喜湿恶燥，病则燥热偏盛，如《伤寒论》之阳明病。因此，素禀脾气虚或脾阳虚者更易发生本病。脾气虚亦名脾胃虚弱、脾胃气虚，其临床表现常见有乏力，食少，大便稀溏，脘腹胀满，面色萎黄，恶心呕吐，懒言，舌质淡，苔薄白，脉细弱等。脾阳虚在此基础上更兼有阳虚之恶寒等表现。

禀赋湿盛者也易发生本病。素体湿盛，困遏脾之阳气，而见胸脘满闷，痰多泛恶，纳呆，身重，苔白腻，脉濡缓等临床表现。

脾阳虚者因阳虚而不化阴，而较脾气虚者更易化生湿邪，进而聚生痰饮，伤及脾之阳气。这两方面的原因常相互影响，或因虚致实，或因实致虚，终致虚实夹杂之证。

（二）五运六气影响

五运六气的规律性周期变化造成了某种疾病的聚集性发病。《素问》中言岁"太阴在泉""岁土太过""土郁之发""太阴之复"时皆易病"饮发"，此皆为运气方面的原因。若与人之禀赋相合，则脾虚或湿盛禀赋之人，在湿土为害的运气时更易于发病。

（三）起居失常

经常性熬夜，逆天地自然之规律，可使阳气不得潜藏，久则阳气受损，不能运化水湿，而致湿邪为患，可发为本病。

"肾者主水，受五脏六腑之精而藏之，五脏盛乃能泄"，房劳过度，五脏精气皆损。脾肾精气不足，气化不及，可致湿邪内生，发为本病。

（四）饮食不节

饮食不节包括饥饱失常及饮食偏嗜。长期过饥，则胃无以纳，脾无所化；长期过于饱食，则胃之受纳功能首先受损，而后损及脾脏。过食肥甘厚味、生冷黏滑，脾之运化磨化功能因过用而受损，而后亦可损伤胃之受纳功能。其中过于饱食，及过食肥甘厚味、生冷黏滑更易助生痰湿，进而伤及脾胃，其发病偏于实证多见，长期过饥而致发病者则虚证多见。脾胃纳化功能受损，则气血生化乏源，周身失养，脾胃亦首当其冲。脾气益虚，其运化水湿功能减弱，而使水湿内停，上犯清窍，导致眩晕。

（五）劳倦过度

脾主四肢及肌肉。过度劳累可伤及脾气，水液代谢失常，则湿邪内生，可发为本病。

（六）情志过极

五志七情过极，气机郁滞，气不化水，水液代谢失常，进而聚湿而生痰化饮，蒙蔽清窍，发为眩晕。

《景岳全书》："盖人以饮食为生，饮食以脾胃为主，令饥饱不时，则胃气伤矣。又脾主四肢，而劳倦过度，则脾气伤矣。"即言饮食劳倦为损伤脾胃的主要原因。

当前社会生活压力的增加以及生活水平的提高，在某种程度上，均可造成脾胃的损伤。"胃阳不足以腐消，脾气不足以旋运，而痰饮成矣"（《医述》）。

痰饮水湿俱为阴邪，俱为病理性水液停聚之产物，异名而同类，其清稀者为水、为饮，弥漫者为湿，稠浊者为痰，但亦有无形之痰。因此古代医籍中常可见并称而不加细致分辨者。本病的病理性产物中，未必均成痰化饮，临床所见以湿邪为主。

值得一提的是，现代体质学中的体质与禀赋不同，如痰湿质，其临床表现主要有：面部皮肤油脂较多，多汗且黏，胸闷，痰多，面色黄胖而暗，眼胞微浮，容易困倦，舌体胖大，舌苔白腻，口黏腻或甜，身重不爽，脉滑，喜食肥甘，大便正常或不实，小便不多或微混。即这种体质学说包含了上述先天、后天原因造成的目前的结果和状态。

三、病机与病性

《黄帝内经》中提出本病有虚实两端。因禀赋不足，或过饥、过劳，损伤脾气，则脾虚不运，水液代谢失常，湿邪内生；或起居不慎，阳气受损，水湿不行，湿邪内生；或素体湿盛，过饱、过食肥甘厚味，湿邪内盛，损伤脾胃。若逢运气湿土为害，则更易发病。又或因情志过极，气郁不能行水，而生痰湿。湿性重着黏滞，阻滞气血运行，加之眩晕者多病程较长，久病入络，而见血瘀证。湿为阴邪，若中阳不足，清阳不升，则阴邪上泛，湿邪与血瘀相并，蒙蔽脑窍，发为眩晕，此为实证的方面。脾胃虚弱，清阳不升，脑窍失养，发为眩晕，此为虚证的方面。然由临证所见，发病时多以实证明显，眩晕病情缓解后方见虚证表现（图1）。

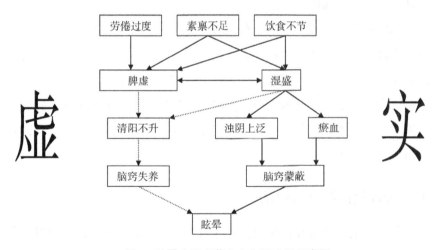

图1 眩晕（湿瘀蒙窍）主要病机示意图

中医古籍中多未明确区分痰饮水湿，言及眩晕发病时，或言外湿，或言痰证，或痰饮并称。洪治平则提出，因痰饮水湿异名而同类，俱为阴邪，痰饮可上犯清窍，湿邪亦可上泛而蒙蔽清窍。

另在发病时，也常可见风、郁、热等兼证，这些兼证多与肝脏有关，这也体现了《素问·至真要大论》第七十四所言"诸风掉眩，皆属于肝"之意。"木以发达为性，己土湿陷，抑遏乙木发达之气，生意不遂，故郁怒而克脾土，风动而生疏泄。"脾虚湿困，不能荣养肝木，肝之疏泄不及，则肝气郁滞，气不行血，亦可加重血瘀证；气郁化热，可见热证；肝气郁而不行，则可上亢而见肝阳（风）证。风、热及气郁扰动脑窍，可加重眩晕表现。但《医学正传》所言夹寒之证，当前少见。

四、病位

中医对本病的病位主要有以下几种认识：

一是病位在脾胃。因本病源于"心下有支饮"，心下即为脾胃所在，支饮据脾胃之处而使清阳不升，清窍失于濡养，而为眩晕。此为由病因而言。

二是病位在心。中医古籍中少有以脑为病位者，涉及现代归类为神经、精神类的疾病，因"心者，君主之官也，神明出焉""心藏神"，多将其病位归结为"心"。相当于现在中医所言之"脑"。如《血证论》："瘀血攻心，心痛头晕。"这是从疾病表现而言。

三是病位在清窍。现代中医因本病的症状表现以头部为主，上之七窍皆为清窍，故有此言。这也是从疾病表现而言。

洪治平认为，本病的主要病位在脑窍（清窍），如此则可以明确疾病的部位，同时区别因心主身之血脉，功能失常尤其是胸中血脉不畅而言之病位在心的情况。因"脾为生痰之源"，亦为生湿之源，故其发病与脾胃关系密切，其治疗方剂亦与脾胃关系密切。

五、辨证论治特点与治法

本病的发病主要是由脾胃受损，湿邪内生，蒙蔽脑窍引起，病理因素主要是湿、瘀，主要病机是湿瘀蒙窍，病性以实为主，其论治主要有以下几方面特点：

一是祛湿。湿邪为本病发病的最根本的病因，且湿邪弥漫蒙蔽清窍，缠绵难愈，易于发生他变，湿邪不去，则病情难愈。因此祛湿之治法亦为最根本的治疗方法。洪治平临证治疗时综合运用多种祛湿之法，包括苦温燥湿、淡渗利湿（渗湿）、芳香化湿，其中以渗湿为主，即所谓"治湿不利小便，非其治也"。因淡渗之药皆可行停水（即《本经疏证》中所言之"生水"），输其中之精气上荣头面脑窍，与本病之病机相符合。

二是通窍。湿邪阻滞气血运行，血脉瘀阻，进而湿邪与瘀血相合，蒙蔽脑窍，发为眩晕。需合用祛湿开窍及活血开窍之品以竟其功，并引药以达病所。如《伤寒论》中桂枝新加汤中以生姜引药达体表之用法。

三是攻补并用。本病之发病以实证为主，因此治疗时采用祛湿、通窍等法，以攻邪为主，邪去正自安。然据本病之病机，尚有虚证之成分，因此在治疗时配合扶正之品，但补药之用，乃以防伤正、防复发为主。而不以补虚为功。

1.起居调养： 因过食辛辣炙煿、生冷黏滑皆可助湿碍胃伤脾，劳倦过度可伤脾气，起居失常则五脏精气皆损，均可使气化不行，湿邪内生；五志七情过极皆可致气郁而生痰湿，发为本病。以上病因可归纳为食伤、饮伤、劳伤、情伤，因此平日当注意饮食情志起居的调养，以"志闲而少欲，心安而不惧，形劳而不倦，气从以顺，各从其欲"为目标。

2.处方用药： 本病治疗以渗湿化饮、活血通窍为法，方药选用《金匮要略·痰饮咳嗽病脉证并治》第十二中泽泻汤加减，处方如下：泽泻20克，炒白术10克，川牛膝15克，生葛根20克，丹参20克，白菊花15克，石菖蒲15克，白茯苓15克，泽兰15克。每剂水煎取300毫升，分3次餐后温服，每日2次。

3.药物分析： 泽泻，性寒，"逐三焦膀胱停水"，为"除湿之圣药"（《药类法象》）。《本经疏证》言其"能使水中生气上朝……使未熟之水就上矣"。即言泽泻利水效佳，并可行水，使水中精气上潮，濡养头面，因此可以久服耳目聪明。另因泽泻性寒，兼有清热作用。

炒白术，性温，《名医别录》言可治"风眩头痛，目泪出，消痰水……除心下急满……益津液，暖胃，消谷，嗜食"。《本草从新》："燥湿则能利小便，生津液……化胃经痰水。"《本草求真》："味苦而甘。既能燥湿实脾。复能缓脾生津。且其性最温。服则能以健食消谷。为脾脏补气第一要药也。"即炒白术健脾助运，燥湿利水，并可治疗眩晕，且质润不易伤及阴津。

川牛膝，性平，活血化瘀，《本草备要》言可"泻恶血"活血化瘀效佳，且尤善引血下行，对瘀血蒙蔽清窍者尤为适宜。

生葛根，性凉，可解太阳、阳明经邪气，升津液，通经脉，轻扬升发，能入足阳明胃经鼓其胃气上行。另《日华子诸家本草》《本草拾遗》均言其有"破血"功效。葛根可引阳明（足阳明胃经）清气上行，通行经脉，活血化瘀，兼具开窍之功。

丹参，性微寒，《本草蒙筌》言其"生新血去恶血"。另《药性论》载其"主中恶，治百邪鬼魅"，即言其避秽醒神之功。

白菊花，性凉，《神农本草经》："治风头头眩……目欲脱，泪出。"《雷公炮制药性解》言其"补阴气，明目聪耳"。《本草蒙筌》："驱头风止头痛晕眩，清头脑第一；养眼血收眼泪翳膜，明眼目无双。"菊花轻清上行，疏解头面风邪，可引热下行，使清窍得清气濡养。

石菖蒲，性温，芳香开窍，理气祛湿，和中辟秽。《本草崇原》云其"通九窍，明耳目"。

白茯苓，性平，渗湿健脾。《珍珠囊补遗药性赋》："味甘淡，性温，无毒。降也，阳中之阴也。其用有六：利窍而除湿；益气而和中；小便多而能止；大便结而能通；心惊悸而能保；津液少而能生。"

泽兰，性微温，活血利水，《日华子诸家本草》言可"通九窍"。虽为活血破瘀药，但性较柔和，"补而不滞，行而不竣"（《本草备要》）。

4.配伍分析：《金匮要略》原书中泽泻汤用泽泻五两、炒白术二两，以泽泻"领水饮之气从下走。然犹恐水气下而复上，故用炒白术之甘温，崇土制水者以堵之，犹治水者必筑堤防也"重用泽泻以取胜。本方则减二药分量，而配泽兰、茯苓淡渗利湿，行内停之水湿，输其精气上荣头面，合以炒白术健脾苦温燥湿利水，石菖蒲芳香醒脾化湿，以祛湿为务，俾使脾运复健，湿邪得化，清阳得升，脑窍得养。

瘀血不祛，则新血不生，故以川牛膝、丹参、生葛根破血逐瘀，泽兰活血而不伤血，且川牛膝性善下行，共祛蔽窍之瘀血，使新血得生，脑窍得养。

泽泻、石菖蒲、泽兰祛湿开窍，生葛根、丹参、泽兰活血开窍，生葛根引中焦清阳上荣脑窍，白菊花清风热而荣窍并止头眩，炒白术燥湿健脾而止头眩，共奏健脾渗湿化饮，活血开窍之功。

泽泻汤原方主要作用于心下，以祛除痰饮为主，经调整后的处方，主要作用于脑窍，则以祛湿行瘀开窍为主，更加适合本病的病情。

5.寒温属性分析与加减用药：《金匮要略》中提出"病痰饮者，当以温药和之"，为治疗痰饮病之大法。原书中泽泻汤后世少有探讨其寒温属性者，但原方主治并无明显寒热之象，因此，泽泻汤至少并非寒性。而本方中泽泻、白术二药比例与原书接近，菊花性凉，可作茶饮，葛根性凉，可用于太阳伤寒经脉不利者，其余药物中，茯苓、川牛膝性平，泽兰性微温，石菖蒲性温，唯丹参性微寒。因此，寒温属性不显，近于中性。

如头目昏重，口中黏腻，大便黏滞不爽，舌苔腻等痰湿表现明显，可加橘红、竹茹、远志化痰除湿开窍；如兼肝郁气滞或肝阳上亢，则加天麻、钩藤、刺蒺藜、蔓荆子、香附、郁金疏肝理气、平肝降逆；如血瘀明显，则加赤芍、鸡血藤、当归、桃仁、红花等活血化瘀。

六、典型病例

王某，女，68岁，2014年9月11日初诊。

主诉：头晕反复发作30年，加重1年余。

现病史：患者素嗜肥甘厚味。30年前起无明显诱因头晕反复发作，时作时止，经治疗效不显。近1年余头晕加重。曾静脉滴注维脑路通等药物，未效。3天前头晕发作一次，为旋转性眩晕，伴恶心、呕吐、耳鸣，无肢体麻木及活动不利，无饮食呛咳、口角流涎等情况。症见：眩晕，耳鸣，自觉鼻子可闻及异味，失眠，多梦，记忆力减退。

既往史：高血压病史1年，血压最高达180/100毫米汞柱，平日血压控制尚可。

过敏史：否认。

体格检查：血压：170/80毫米汞柱，形体肥胖，双瞳孔等大正圆，对光反射灵敏，生理反射存在，病理反射未引出。舌暗红，苔白腻，脉弦。

辅助检查：CT：左侧基底节区脑梗死，TCD：双侧椎动脉供血不足。

中医诊断：眩晕。

证候诊断：湿瘀互结。

西医诊断：椎-基底动脉供血不足、脑动脉硬化、脑梗死、高血压病3级。

治法：渗湿化饮，活血通窍。

处方：泽泻20克，炒白术10克，川牛膝15克，生葛根20克，丹参20克，白菊花15克，石菖蒲15克，白茯苓15克，泽兰15克，远志15克，橘红10克，竹茹20

克，上方3剂，每剂水煎300毫升，分3次口服，每日2次。

二诊：2014年9月16日

服上方后无视物旋转，近日仍有头晕感及阵发性耳鸣。查血压：160/90毫米汞柱，舌淡红，苔白略腻，脉弦。前方加蔓荆子10克，5剂。

三诊：2014年9月23日

视物旋转发作一次，持续时间较前缩短，仍耳鸣。血压：160/90毫米汞柱，舌淡红，苔白，脉弦。前方泽泻减至10克，5剂。

四诊：2014年9月30日

视物旋转无发作，有头晕感觉，耳鸣减轻，失眠。血压：150/90毫米汞柱，舌淡红，苔白，脉弦。继予前方5剂。

后电话随访，眩晕症状基本消除。

心得体会：患者老年女性，平素嗜食肥甘厚味，久则痰湿内蕴，血脉瘀阻，痰湿瘀血上蒙清窍，故见头晕耳鸣。另因痰湿阻滞，胃失和降，而见恶心呕吐。痰湿蕴而生热，扰动心神，故失眠，多梦。舌暗红，苔白腻，脉弦亦为痰瘀蒙窍表现。治疗以泽泻汤加减，在洪治平渗湿化饮、活血通窍常用方的基础上，加远志祛湿开窍，《神农本草经》言其可"利九窍，益智慧，耳目聪明"。并加橘红消痰下气，竹茹"甘而微寒。开胃土之郁……凉血除热"。二诊时诸证已减，但余邪未尽，故继用前法，再加用蔓荆子清头目开窍。三诊时痰湿已减，故酌减泽泻用量，以继清余邪。诸药相合，方证相应，疗效较好。不寐之证，多因痰饮水湿蒙蔽清窍，神失所依；或痰热扰动，心神不安；或脾胃运化功能失常，水谷不化精微，肝之阴血虚，心神失养所致。本例考虑痰热扰动心神，故以远志除湿安神，配合竹茹清热除湿化痰。另阴血亏虚者可选用炒酸枣仁益肝气，安神养心，适合心神失养者；远志与炒酸枣仁二药亦可合用，"远志醒心之阳，枣仁敛肝之阴"，共奏安神之效。

七、渗湿化饮、活血通窍法治疗湿阻血瘀型眩晕用药规律及初步疗效研究

眩晕（vertigo）是一种运动性或位置性错觉，造成人与周围环境空间关系在大脑皮质中反应失真，产生旋转、倾倒及起伏等感觉。按照病变解剖部位可以分

为系统性眩晕和非系统性眩晕。系统性眩晕是眩晕的主要病因，按照病变部位和临床表现的不同又可分为周围性眩晕与中枢性眩晕。临床调查显示：椎-基底动脉供血不足性眩晕及耳源性眩晕是眩晕最常见的原因。周围性眩晕中良性发作性位置性眩晕与梅尼埃病是发病率最高的两种疾病。为探求洪治平教授渗湿化饮、活血通窍法治疗眩晕用药规律，选择内科疾病中发病率最高的椎-基底动脉供血不足性眩晕加以研究，通过对洪治平临证病历进行总结，归纳其用药规律及治疗思路。

（一）资料与方法

1.诊断标准与病例选择：

（1）西医诊断标准：椎-基底动脉供血不足：依据人民卫生出版社《内科疾病鉴别诊断学》（第5版）制订。①发病多在50岁以上。②突然出现眩晕，与头位密切相关，持续时间短暂。③眩晕发作伴有一种或数种神经缺血症状或体征（符合椎-基底动脉供血区）。④眩晕常在24小时内减轻至消失，以后可再发作。⑤辅助检查：颈椎平片或CT或MRI示颈椎病；前庭功能检查：冷热试验，可见单侧或双侧前庭功能减弱；眼震电图阳性结果（扫视实验异常、眼平稳跟踪试验Ⅲ型曲线、视动性眼震快/慢相锋速比值下降、出现自发性眼震和位置性眼震、冷热反应减弱、固视抑制失败等）；脑干听觉诱发电位检查异常；经颅超声多普勒（TCD）检查阳性结果；颈部血管超声检查阳性结果；头颅和（或）颈椎CT血管成像（CTA）或磁共振血管成像（MRA）检查见患侧椎动脉变窄、不光滑或受压等。⑥除外其他原因造成的眩晕。⑦眩晕程度分级标准：依据第四军医大学出版社《眩晕》第二版制订。

0级：无眩晕发作或发作已停止。

Ⅰ级：眩晕发作中和过后的日常生活均不受影响。

Ⅱ级：发作中的日常生活被迫停止，过后很快完全恢复。

Ⅲ级：发作过后大部分日常生活能自理。

Ⅳ级：过后大部分日常生活不能自理。

Ⅴ级：发作过后全部日常生活不能自理，且需别人帮助。

轻度：0、Ⅰ级；中度：Ⅱ、Ⅲ级；重度：Ⅳ、Ⅴ级。

（2）中医诊断标准：参照国家中医药管理局医政司发布的"眩晕诊疗方

案"制订。①头晕目眩，视物旋转，轻则闭目即止，重者如坐舟船，甚则仆倒。②可伴恶心呕吐、耳鸣耳聋、汗出、面色苍白等。③起病较急，常反复发作，或渐进加重。

（3）中医证候诊断标准：参照国家中医药管理局医政司发布的"眩晕诊疗方案"及《中药新药临床研究指导原则》第三辑制订。①主症：头晕目眩，头重如裹、舌质暗或有瘀点、瘀斑、脉涩或无脉、发作时可伴有恶心、呕吐、耳鸣耳聋、倦怠乏力、汗出等。②次症：头痛如刺、头身困重、肌肤甲错，肢体麻木，善忘。

（4）中医证候评分（表2-30）：参照国家中医药管理局医政司发布的"眩晕诊疗方案"及《中药新药临床研究指导原则》第三辑制订，采用半定量等级计分评价方法，即按无（0）、轻（1）、中（2）、重（3）分别给予评分。

表2-30　眩晕（湿瘀蔽窍）中医证候分级量化评分表

症状	分级量化标准
头晕目眩	□0分：无头晕目眩；□2分：尚可忍受，闭目即止；□4分：视物旋转，如坐舟船；□6分：眩晕欲仆，不能站立
头重如裹	□0分：无头重；□1分：微觉头沉；□2分：头重似蒙布；□3分：头重如戴帽而紧
头痛如刺	□0分：无头痛；□1分：轻微头痛，时作时止；□2分：头痛可忍，持续不止；□3分：头痛难忍，上冲巅顶
头身困重	□0分：无头身困重；□1分：稍觉困重，不影响活动；□2分：困重较明显，活动减少；□3分：困重明显，不欲活动
恶心、呕吐	□0分：无恶心、呕吐；□1分：轻度恶心、呕吐，但不影响日常生活及进食；□2分：影响日常生活及进食；□3分：频繁严重恶心呕吐，需卧床休息
耳鸣耳聋	□0分：无耳鸣耳聋；□1分：偶尔出现；□2分：频繁出现，轻度听力下降；□3分：持续出现，影响工作和睡眠，明显听力障碍
倦怠乏力	□0分：无倦怠乏力；□1分：乏力，偶有倦怠；□2分：时有嗜卧，乏力倦怠；□3分：整日困卧，对外界事物兴趣下降，坐时即可入睡
汗出异常	□0分：无汗出；□1分：皮肤微潮，稍动更甚；□2分：皮肤潮湿，动则汗出；□3分：稍动汗出，如水流漓

症状	分级量化标准
发作频率	□0分：无发作；□1分：偶尔出现；□2分：经常出现；□3分：持续存在
舌质紫暗，舌体瘀斑、瘀点	□0分：舌不暗，无瘀斑、瘀点；□1分：舌暗红，有瘀点；□2分：舌紫暗，有瘀斑、瘀点；□3分：舌青紫，或舌下静脉粗张
脉涩或无脉	□0分：无脉涩；□1分：脉涩；□2分：脉细涩；□3分：脉细涩明显，或脉结代
肌肤甲错	□0分：无肌肤甲错；□1分：手足皮肤粗糙不起鳞屑；□2分：手足皮肤粗糙起鳞屑；□3分：全身多处皮肤粗糙，鳞屑脱落
肢体麻木	□0分：无肢体麻木或偏瘫；□1分：偶有麻木，可自行缓解；□2分：自觉肢体麻木，不能缓解；□3分：多处肢体麻木呈持续性
善忘	□0分：无善忘；□1分：偶有健忘；□2分：近事遗忘；□3分：远事遗忘

2.病例选择：

（1）入选标准：年龄50～80岁，符合西医诊断标准（椎-基底动脉供血不足），同时符合中医疾病及证候诊断标准。学历/文化社会背景/职业等无特殊限制。

（2）排除标准：①合并其他疾病影响门诊观察治疗，如严重心衰等。②不接受或不能接受全疗程中药汤剂治疗者。③伴有可能影响中医治疗的其他生理或病理状况。④严重心、肝、肾损害影响药物代谢。⑤特征人群（孕妇、哺乳期、婴幼儿、未成年人、高龄、精神病、病情危笃或疾病晚期）。⑥其他疾病临床表现明显影响处方用药者。

（3）退出标准：①不符合纳入条件，纳入错误/未按规定服药。②严重不适症状、特殊生理变化等，难以继续治疗。

（二）研究方法

1.设计方案：自身前后对照的前瞻性研究。

2.给药方案：每次就诊处方5剂，每剂水煎取300毫升，分3次，每天2次温服。7天为1疗程。

3.观察指标与方法:

(1)疗效性观察:临床症状及发作频率。

(2)疗效评定标准:参照国家中医药管理局医政司发布的"眩晕诊疗方案"制订。

疗效指数=[(治疗前积分-治疗后积分)÷治疗前积分]×100%

痊愈:眩晕等症状消失,疗效指数≥90%;

显效:眩晕等症状明显减轻,头微有昏沉或头晕目眩轻微但不伴有自身及景物的旋转、晃动感,可正常生活及工作。疗效指数≥70%,同时<90%;

有效:头昏或眩晕减轻,仅伴有轻微的自身或景物的旋转、晃动感,虽能坚持工作,但生活和工作受到影响。疗效指数≥30%,同时<70%;

无效:头昏沉及眩晕等症状无改善或加重,疗效指数<30%。

(3)处方统计:统计处方(就诊)次数、处方药味数。统计所有处方中药物种类,分别对首诊处方与所有处方分别统计每种药物出现的频次、药量,总结得出基本方药物组成。用药频次较少的列入加味药物。加味药物再次依据其功能主治进行分类统计。

(三)结果

1.一般资料:共纳入观察31例椎-基底动脉供血不足性眩晕患者,均为辽宁中医药大学附属第二医院2012年8月到2014年9月期间专家门诊洪治平诊疗患者。患者年龄最大78岁,最小51岁,平均年龄(62.6±12.5)岁,其中男性14例,女性19例。眩晕病程最短1月,最长11年,平均(38.6±26.7)月。共计完成31人次。

2.退出病例:无退出病例。

3.不良反应:所有患者均未见不良反应。

4.治疗结果:

(1)疗效评价(表2-31):轻、中、重度眩晕经治疗后有效率分别为100%、94.44%、83.33%,总有效率为93.55%。

表2-31 渗湿化饮、活血通窍法治疗眩晕疗效评价

眩晕程度分级	疗效评价				
	痊愈(%)	显效(%)	有效(%)	无效(%)	有效率(%)
轻度(7例)	2(28.57)	4(57.14)	1(14.28)	0(0)	100

眩晕程度分级	疗效评价				
	痊愈（%）	显效（%）	有效（%）	无效（%）	有效率（%）
中度（18例）	5（27.78）	10（55.56）	2（11.11）	1（5.56）	94.44
重度（6例）	1（16.67）	3（50.00）	2（33.33）	1（16.67）	83.33
合计（31例）	8（25.80）	17（54.84）	5（16.13）	2（6.45）	93.55

（2）处方统计（表2-32）：共收集处方123个，平均每人服药3.97个疗程。最多服药5个疗程，最少服药3个疗程。最多药味数13种，最少药味数6种，平均药味10种。

表2-32　渗湿化饮、活血通窍法治疗眩晕用药频次表

药物名称	处方数		用量（克）		
	首诊	总计	最大	最小	平均
泽泻	31	123	30	15	19.51
炒白术	31	123	20	10	14.47
川牛膝	30	93	20	10	17.26
菊花	30	96	15	5	12.81
丹参	29	97	20	10	16.65
葛根	30	91	20	10	13.46
石菖蒲	31	95	20	10	13.68
茯苓	31	97	20	10	12.16
泽兰	30	84	20	10	17.26
橘红	10	35	15	5	11.14
淡竹茹	9	23	15	10	12.61
天竺黄	12	21	15	5	10.48
远志	6	16	15	5	11.25
当归	12	29	15	10	13.97
赤芍	11	21	15	10	13.45
鸡血藤	15	23	15	10	12.17
川芎	17	23	15	10	11.3
酸枣仁	9	17	10	5	9.706
蔓荆子	10	21	15	10	13.81

药物名称	处方数		用量（克）		
	首诊	总计	最大	最小	平均
白蒺藜	6	15	15	10	11.67
天麻	5	12	15	10	13.33
钩藤	7	19	20	10	11.84
制首乌	11	20	20	10	13.75
柴胡	10	16	10	5	8.125
香附	8	11	10	5	8.64
全瓜蒌	5	9	10	5	8.33

根据上表中的数据统计结果，将用药频次较多的列入基本方，得出基本方药物组成：泽泻、炒白术、丹参、葛根、川牛膝、菊花、石菖蒲、茯苓、泽兰，与洪治平总结的经验方相一致。用药频次较少的列入加味药物。

（四）讨论

眩晕是临床常见病证，椎-基底动脉供血不足性眩晕为内科疾病造成眩晕中发病率较高者。为探讨洪治平眩晕病的治疗经验，选择椎-基底动脉供血不足性眩晕进行分析与总结。笔者利用跟师出诊所记录的资料，结合既往发表及出版的文献，在此基础上，分析总结洪治平治疗椎-基底动脉供血不足性眩晕的经验。

研究中未涉及脑彩超（颅内多普勒）检查指标，其原因主要是检查结果与患者症状之间的不一致。眩晕患者脑彩超是诊断的标准之一，但是血流速度可快、可慢，患者病情缓解后相关指标也未必存在相关改变。

根据用药频次统计结果，将用药频次较多的药物列入基本方，得出基本方药物组成：泽泻、炒白术、川牛膝、丹参、菊花、石菖蒲、茯苓、泽兰，与洪治平经验方相符合。本病的主要病机为湿瘀蔽窍，治则以渗湿化饮、活血通窍为主要治法。处方以《金匮要略》泽泻汤加减化裁而成。泽泻汤本为治疗"心下有痰饮"而致之眩晕病，本病的病理因素主要为湿邪，但痰饮水湿，异名而同类，故以泽泻汤祛湿化饮，为本病主方。湿邪内盛，阻滞气血运行，加之久病入络，故多兼有瘀血之证，故用药多兼以活血化瘀之品。湿瘀邪气蒙蔽脑窍，而致眩晕，故其治疗兼顾通窍之品。且因湿瘀邪气流连不去，而致气血运行迟滞，郁而生热，湿热合邪；湿邪困遏脾气，致脾之运化不利，气血生化乏源，气血亏虚；湿邪阻滞，肝气不舒，故肝郁气滞；痰饮水湿蒙蔽清窍，神失所依，或痰热扰动，心神不安，或脾胃运化功能失常，水谷不化精微，肝之阴血虚，心神失养，可见不寐。诸般兼变证丛生。根据患者不同的兼证，酌情加用清热化痰、活血化瘀、平肝潜阳、疏肝理气、安神解郁等药物。

通过对临证治疗椎-基底动脉供血不足性眩晕临床病案的疗效观察及用药规律总结，可以得出结论，洪治平应用渗湿化饮、活血通窍法治疗椎-基底动脉供血不足性眩晕疗效确切，用药规律明显。

交通心肾法治疗不寐证

一、对不寐病名的认识

不寐一病古代医籍又有"目不瞑""不得眠""不得卧"等记载，是由于内伤或外感导致机体内在脏腑功能紊乱，气血失常、阴阳失调，神志不安或失养而引起的以经常不能获得正常睡眠为特征的一类病证，临床主要表现为不能获得正常睡眠，以睡眠深度、睡眠时间不足以及不能消除疲劳为主的一种病证。西医学的更年期综合征、神经官能症、慢性消化不良、贫血等以不寐为主要临床表现时，均可参照不寐治疗。

二、对不寐病因及辨证分型的认识

不寐病因及辨证分型方面，认为不寐的病因多与素体虚弱、七情、内伤、六淫、饮食劳倦、久病及外伤等有关。虚则多责之于气血阴阳不足，实邪有火、郁、热、瘀、湿、痰、食等因素。其病理机制可因阴虚火旺，虚火扰乱心神，神不安宁而致不寐；忧思劳倦太过，伤及心脾，阴血暗耗，神不守舍而致不寐；有心虚胆祛，心神不安致不寐；有胃气不和，酿生痰热，痰热扰心而致不寐者；又有心肾不交而致不寐。而不寐的辨证分型参考古今有关文献记载及《中医内科学》（1991年版）、《实用中医内科学》《中药新药临床研究指导原则》等，结合洪治平多年治疗不寐的临床经验，认为不寐有痰热内扰、肝郁化火、心脾两虚、阴虚火旺、心胆气虚、瘀扰心神、胃气不和、心肾不交、肝郁血虚等多种证型，但以心肾不交、痰热内扰、肝郁化火等更为常见。

三、不寐疾病的主要治疗思想及经验

不寐的病机虽然复杂，但主要和阴与阳、水与火、肾与心的功能协调与否密切相关。早在《黄帝内经》中就有阴阳不调，阳气不能入于阴致"目不瞑"的记载。《灵枢·大惑论》曰："卫气不得入于阴，常留于阳……不得入于阴，则阴气虚，故目不瞑矣。"并在此理论上提出"补其不足，泻其有余……阴阳已通，其卧立至"的治疗方法。《格致余论》对不寐病中心与肾、水与火的作用关系认识得更为深刻，其认为"人之有生，心为火居上，肾为水居下，水能升而火能降，一升一降，无有穷已，故生意存焉"。明清以来，对不寐病因责之于水与火、肾与心者的论述更多。清代医家张聿青所著《张聿青医案》中提到"心火俯宅于坎中，肾水上注于离内，此坎离之既济也，水火不济不能成寐""心火也，居于上，肾水也，居于下，火炎上，水吸之而下行，水沦下，火挈之而上溉。心肾两亏，水不能吸火下行，而纷纭多梦"。张聿青认为心肾两亏、水不能引火下行是不寐的主要病因，即肾水亏占主导地位。清代名医陈良夫所著《陈良夫医案》中提出"心主一身之火，肾主一身之水，心与肾为对峙之脏，心火欲其下降，肾水欲其上升，斯寤寐如常矣""寤多寐少，悸动不宁，甚则惊惕是心火亢，亦肾水之亏也"。陈良夫认为不寐是心火亢，肾水亏，两者均病，未有偏重。在《罗氏会约医镜》和《景岳全书》中更有精辟论述。《罗氏会约医镜》曰："而神所以不安者，有实有虚……彼无邪而不寐者，由于心肾两经亏虚也。"《景岳全书》的作者张景岳认为："不寐证……盖寐本于阴，神其主也。则凡思虑劳倦，惊恐疑及别无所累，而常多不寐者，总属真阴精血不足，阴阳不交，神不安其室也。"认为不寐病属心肾亏虚，水火不交，神不安室，对本病的病因有了更深入的认识。

综合以上，不寐病属虚证者，多责之于心肾亏虚。心阴虚，则心火炎于上，不能下交于肾，肾水不足，则不能上济于心，致心肾不交，神不安室而发该病。心炎上之虚火不宜使用苦寒类药品直折其火；而肾水不足，重在补肾水，滋肾精，也不宜单纯使用诸如燥热温阳之品。此外，临证之时除了补水抑火外，还必

投以交通心肾之品以助之，才能取得更显著的疗效。

基于以上理论，故立促眠饮，治疗不寐病，临床应用每取得较好的疗效，其方药组成如下：

熟地20克，枸杞子20克，桑葚25克，莲子心10克，百合20克，茯神15克，夜交藤15克，炒酸枣仁20克，柏子仁15克，合欢皮15克，石菖蒲15克，龙眼肉15克。

功能：滋水抑火，交通心肾，养心安神。

主治：不寐病心肾不交证，症见：不寐多梦，腰膝酸软，心烦易惊，口干咽噪，或有头晕耳鸣，健忘，舌红苔少，脉弦细或细数。

方解：熟地，味甘，性温，入肝、肾经，"滋肾水……封填骨髓……为壮水之主药"（《本草新编》），"真阴之气，非此不生，虚火之焰，非此不降"（《本草从新》）。枸杞子，味甘，性平，入肝、肾经，"补精壮阳……肾水亏损，服此甘润，阴从阳长"（《本草求真》），"补肾益精……有补水制火之能"（《本草通言》）。桑葚，味甘，性寒，"入足少阴血分，补水生津……补肾阴"（《得配本草》）。3药合为君药，补肾精，滋肾水，共同助肾水以上济并制虚火之上炎。莲子心，味甘、涩，性平，入心、肾经，"清心去热"（《本草纲目》），"同心走肾，能使心火下通于肾，又回环上升，能使肾水上潮于心"（《温病条辩》）。百合，味甘，微苦，性平，入心、肺经，"解利心家之邪热"（《本草经疏》），"乃甘寒滑利之品"（《本草正义》）。茯神，味甘，性平，入心、脾经，"性上行而下降，通心气以交肾"（《得配本草》），"养心藏之神"（《本草崇原》）。夜交藤，味甘，微苦，性平，入心、肝经，"今以治夜少安寐，盖取其能引阳入阴耳"（《本草正义》）。上4药共为臣药，助君药以滋心阴，平抑心经之虚火，更有交通心肾之功。炒酸枣仁，味甘、酸，性平，入心、脾、肝经，"皮溢心血，其气妙香……以透心气……助心神"（《药品化义》）。柏子仁，味甘，性平，入心、肝、脾经，"养心气，益智宁神"（《本草纲目》），"入心养神，入肾定志"（《本草备要》）。合欢皮，味甘，性平，入心、肝经，"主和缓心气，则神明自畅而欢乐无忧"（《本草汇言》）。石菖蒲，味辛、苦，性温，入心、肝经，"开心孔"（《神农本草经》），"舒心气，畅心神，怡心情，益心志"（《重庆堂随笔》）。龙眼肉，味甘，性平，入心、脾经，"养心补血"（《本草备要》），"安志定神"（《本草新编》）。上5味为佐使药，通过养心安神之功效以佐助君臣药更好地发挥滋肾水、抑心火、交通心肾、促眠安睡之功效。

临证之时，不寐除心肾不交这一证型外，往往虚实错杂并见，尤其是顽固性不寐，多为肝郁化火或痰热内扰是导致顽固性不寐的另一个重要原因。正如《古今医统大全·不寐候》曰："痰火扰乱，心神不宁，思虑过伤，火炽痰郁而致不眠者，多矣。"患者常因情志不遂，郁怒伤肝，肝失疏泄，克伐脾土，聚湿生痰，日久化热，痰热内扰心神引起不寐，或因劳伤心脾，脾失健运，痰浊内生，久而酿成痰热，扰及心神。治疗以疏肝解郁、清化痰热、养心安神为治疗大法，药用柴胡、白芍、香附、黄芩、栀子、合欢皮、胆南星、天竺黄、石菖蒲、远志等。其中肝郁化火者，多见不寐多梦，甚则彻夜不眠，急躁易怒，眩晕口苦，目赤耳鸣，舌红苔黄，脉弦而数等脉症。治以疏肝泻火、镇心安神，方用龙胆草、栀子、黄芩、柴胡、生地、甘草、当归、白芍、合欢皮、夜交藤、龙齿等治疗。痰热内扰者，症见睡眠不安，胸闷脘痞，口苦痰多，心烦懊恼，舌红，苔黄腻，脉滑或滑数。治以清化痰热、和中安神，方用黄连、茯苓、法半夏、炙甘草、枳实、竹茹、橘红、天竺黄、磁石等药加减治疗。

临床上在治疗不寐时还应掌握3个要领：

（1）在辨证论治的基础上配合安神镇静中药，如炒酸枣仁、柏子仁、合欢皮、夜交藤、远志、龙骨、牡蛎、珍珠母、琥珀等。诸多现代药理研究已确切证实了以上诸药的镇静安神作用，如枣仁煎剂对人及实验动物有显著的催眠、镇静作用，主要镇静成分为黄酮，能拮抗咖啡因所致的兴奋状态，与巴比妥类有协同作用。

（2）注意调整脏腑气血阴阳的平衡。如交通心肾，重在滋肾水，清心之虚火，不宜用苦寒之品；补益心脾，应适当佐少量醒脾运脾药，以防碍脾；疏肝泻火，应注意养血柔肝。"补其不足，泻其有余，调其虚实"，这样才能使阴平阳秘，气血调和。

（3）治疗不寐时还需注意活血化瘀法的应用：依据"顽疾多瘀血""久病多瘀"的观点，对于长期顽固性不寐，临床多方治疗效果不良时，可以从瘀论治，一般多在辨证论治基础上配合使用丹参、赤芍、川芎、红花等，洪治平尤其喜用血府逐瘀汤加入养心安神之品治疗长期顽固性不寐，取其活血化瘀、通络宁神之功，亦每收奇效。

四、不寐治疗经验临证应用

典型病例1：

佟某，女，49岁，2011年3月24日初诊。

主诉：不寐2个月余。

病史：患者近2个月来，经常出现失眠，入睡困难，且睡眠不实，多梦，易醒。每晚睡眠不足5小时。伴有头晕，腰酸，心烦，手足心热等。曾就诊于多家医院，先后间断服用地西泮、劳拉西泮、天王补心丹等，症状改善不明显。

舌脉：舌质红，苔薄，脉沉数。

辨证：结合四诊，证属肾阴不足，不能上济心火，心火上炎，不能下交于肾，致心肾不交所致。

治则：滋肾水，抑心火，交通心肾。

处方：熟地25克，枸杞子15克，桑葚20克，莲子心15克，百合15克，茯神30克，夜交藤15克，合欢皮25克，炒酸枣仁20克，石菖蒲15克，生龙骨25克，炙甘草10克。10剂水煎服。

2011年4月5日二诊：患者诉夜眠较前明显好转，腰酸心烦，手足心热等亦减轻，二便正常。效不更方，10剂水煎服。

2011年4月19日三诊：患者症状好转，睡眠基本正常，偶觉梦多，腰酸不适基本消失，舌质淡，苔白，脉沉。连服10剂巩固疗效。

按：虚证失眠主要责之于阴与阳、水与火、心与肾，肾阴不足，肾水不能抑火；心阴亏虚，虚火上炎不能下交于肾。心肾不交，神无所藏而不寐。而虚火不宜黄连等苦寒直折，阴亏不宜肉桂等温助，治当滋补肾水，平抑心火，交通心肾。遂取洪治平促眠饮用之，辨证准确，选方精当，故取得很好疗效。

典型病案2：

皇某，女，59岁。家住沈阳市皇姑区，退休干部。来诊日期：2010年3月4日。

主诉：不寐10多年，加重3年。

病史： 10多年前始发不寐，时轻时重。近3年无明显诱因，病情加重，有时只睡1～2小时，甚而彻夜不眠，伴有心悸（心电图示室性早搏），头晕（轻度血压升高，可达150/90毫米汞柱）。曾用安神养心丸、柏子养心丸等中药效果不显。用西药安定有效，但不用即反复。

初诊所见： 不寐，有时甚则彻夜不眠，多梦，心烦，时心悸，易惊，腰膝酸软，口干，时便秘，舌红苔薄，脉细数。系为心肾不交证。肾精亏虚，肾水不足，则不能上济于心；心阴虚，则心火炎于上，不能下交于肾，致心肾不交，神不安室而发该病。治以滋水抑火，交通心肾，养心安神。方用促眠饮加减：熟地20克，枸杞子20克，桑葚25克，莲子心10克，百合20克，茯神15克，夜交藤15克，炒酸枣仁20克，柏子仁15克，合欢皮15克，石菖蒲15克，龙眼肉15克，加龙齿20克，镇惊宁神。嘱其服药半月。

二诊： 用药半个月后，睡眠增至3小时左右，心烦稍有好转。嘱其按上方继用半个月。

三诊： 睡眠增至5小时以上，心烦易惊消失，腰膝酸软转轻，仍口干，便秘。加麦门冬15克，玄参15克以滋阴增液；加瓜蒌15克，决明子10克润肠通便。嘱其再服1周。

四诊： 睡眠达5～6小时，口干、便秘等症状亦消失。停中药汤剂改用中成药百乐眠胶囊，连服两周，以巩固疗效。

典型病案3：

张某，女，47岁，2009年3月26日初诊。

主诉： 睡眠不安半年余。

病史： 半年前，患者因居住地动迁事宜，与家人意见不合，致睡眠差，逐渐加重，夜间辗转不能入睡，伴心烦、口苦、白天头晕、头沉、思睡，心情焦虑不安。曾多方就诊，服中药汤剂3月余，症状仍不能改善，后加服佐匹克隆片，勉强维持睡眠不足4小时，来诊。

舌脉： 舌质红，舌苔黄腻，脉滑。

辨证： 结合四诊，证属情志不遂，郁怒伤肝，肝失疏泄，克伐脾土，聚湿生痰，日久化热，痰热内扰心神而致。

治则： 清热化痰，宁心安神。

处方：黄连15克，黄芩10克，栀子10克，半夏10克，陈皮15克，枳实10克，竹茹15克，石菖蒲15克，远志15克，柴胡15克，郁金10克，胆南星10克，夜交藤15克，合欢皮15克。10剂水煎服。

2009年4月3日二诊：

自诉：睡眠较前有所好转，口苦减轻，仍头晕沉，舌苔腻微黄，脉滑。

辨证：治则同前。

处方：3月26日方去黄连，加茯神25克。10剂水煎服。

2009年4月14日三诊：

自诉：失眠症状基本好转，无口苦，头稍沉，舌苔微腻，脉滑。

处方：前方减黄芩、栀子。

10剂水煎服巩固疗效。

按：该患者有明显情志不遂为诱因，有心烦、口苦、焦虑不安等心、肝郁热之症状，有舌苔黄腻、脉滑等痰热表现，故按郁怒伤肝，日久化火，火炽痰郁，痰火扰乱，心神不宁立论，选洪治平喜用黄连温胆汤加安神镇静中药，共奏清热化痰、宁心安神之功效。

典型病案4：

徐某，女，48岁，2009年10月13日初诊。

主诉：睡眠不安反复发作3年余，加重1个月。

病史：患者近3年，经常出现睡眠不好，多梦易醒，并伴有心悸、健忘、头晕、神疲、乏力、纳差等症，偶自服安定，症状时好时坏。近1个月因紧张、劳累而病情加重，到某中医院就诊，给服百乐眠等，症状无明显好转，来诊。

舌脉：舌质淡暗，有瘀斑，苔薄白，脉沉涩。

辨证：结合四诊，证属思虑过度，劳伤心脾，心脾两虚，日久兼有血瘀所致。

治则：补脾养心，化瘀宁神。

处方：党参15克，白术15克，茯神15克，黄芪20克，木香10克，当归15克，远志15克，合欢皮25克，夜交藤15克，龙眼肉15克，酸枣仁15克，丹参15克，川芎15克，赤芍15克，红花10克，炙甘草10克。10剂水煎服。

2009年10月22日二诊：患者睡眠、饮食略有所好转，心悸、乏力、神疲减轻，舌质淡暗，有瘀斑，苔薄白，脉沉。

辨证、治则同前，按10月13日方继服10剂。

2009年11月3日三诊：患者失眠症状明显好转，头晕、心悸、乏力等症基本消失，饮食可，舌质略暗，舌苔稍腻，脉沉。

处方：前方加陈皮20克，厚朴10克理气除湿以防补益剂之滋腻碍脾。10剂水煎服。

2009年11月17日四诊：患者病情好转，睡眠明显增加，无明显梦多，心悸、乏力消失，饮食正常，舌质略暗，苔白，脉沉。上方去厚朴，10剂水煎服巩固疗效。

该患者后再诊，服药7剂，电话随访，近于痊愈。

按：患者为中老年女性，平素忧思过度，心悸、失眠、乏力、纳差表现明显，辨证当属心脾两伤、心神失养，但患者曾服用归脾丸来补脾养心、养血安神，效果却不佳。结合舌脉及病程，按洪治平教诲"顽疾多瘀血""久病多瘀"理论，在归脾汤基础上加用丹参等活血化瘀药而收全效。

五、不寐经验方临床验证

为进一步验证促眠饮治疗心肾不交型不寐的疗效，将其做成膏剂，以百乐眠为对照评价该药治疗不寐心肾不交证的有效性，其内容摘要如下：

1.西医诊断标准：采用世界卫生组织编写的精神与行为障碍分类（ICD-10）非器质性失眠症的诊断标准：①主诉为入睡困难，或睡眠质量差，或难以维持睡眠。②睡眠紊乱每周至少发生3次并持续1个月以上。③过分担心失眠的后果，日夜专注于失眠。④睡眠量和（或）质的不满意引起了影响社会及职业功能或明显的苦恼。

2.中医诊断标准：参照《中药新药临床研究指导原则》2002版中药新药治疗失眠的临床研究指导原则制订。

（1）有失眠的典型症状：入睡困难，时常觉醒，睡而不稳或醒后不能再睡；晨醒过早；夜不能入睡，白天昏沉欲睡；睡眠不足5小时。

（2）有反复发作史。

（3）中医心肾不交证的诊断标准：主症：入睡困难，睡眠时间短，夜间易醒。次症：心烦，头晕耳鸣，心悸多梦，五心烦热，腰膝酸软，咽干少津，潮热盗汗，女子月经不调，男子遗精。舌红少苔，脉细数。以上主症具备1项，次症具备任意2项或以上，结合舌脉即可确诊。

（4）中医症状分级量化标准（表2-33）：

表2-33　中医症状分级量化表

临床表现	计分标准
入睡困难	0分：30分钟以内 2分：从上床到入睡时间为30~45分钟 4分：从上床到入睡时间为45~60分钟 6分：从上床到入睡时间≥60分钟
睡眠时间短	0分：6.5小时以上 2分：5.5~6.5小时 4分：4.5~5.5小时 6分：<4.5小时
夜间易醒	0分：无 2分：<1次/周 4分：1~2次/周 6分：≥3次/周
多梦	0分：无 2分：<1次/周 4分：1~2次/周 6分：≥3次/周
心悸	0分：无 1分：偶见轻微的心悸 2分：心悸发作 3分：心悸怔忡
心烦	0分：无 1分：偶有心烦 2分：时有心中懊憹 3分：持续发生，无激惹也可出现
五心烦热	0分：无 1分：手足心发热 2分：手足欲露衣被外 3分：手足欲卧冷物则舒

临床表现	计分标准
头晕	0分：无 1分：偶有头晕 2分：经常发生 3分：头晕不止，持续发生
健忘	0分：无 1分：偶尔健忘 2分：近事遗忘 3分：远事遗忘
口干	0分：无 1分：口微干 2分：口干少津 3分：口干时饮水
耳鸣	0分：无 1分：耳鸣轻微，间歇发作或仅在安静环境中出现 2分：耳鸣较重，时时显现，在嘈杂环境中仍有耳鸣，或伴轻度听力障碍 3分：耳鸣严重，昼夜不减，影响工作和睡眠，或伴有中度以上听力障碍
腰酸	0分：无 1分：晨起腰酸，捶打不止 2分：持续腰酸，劳则加重 3分：腰酸如折，休息不止
遗精	0分：无 1分：每周1～2次 2分：每周3～4次 3分：每日遗精1次以上
月经不调	0分：无 1分：月经量较前稍多或经期延长 2分：月经量多伴经期延长明显 3分：阴道不规则出血

3.纳入病例标准：①符合中医失眠诊断标准。②符合世界卫生组织编写的精神与行为障碍分类（ICD-10）非器质性失眠症的诊断标准。③SPIEGEL检测评分

≥12分者。④阿森斯失眠量表≥6分者。⑤年龄在18周岁与65周岁之间。⑥自愿参加该临床试验。

4.排除病例标准：①全身性疾病如疼痛、咳嗽、发热、手术等，以及外界环境干扰因素引起者。②年龄在18周岁以下或65周岁以上者、哺乳期或妊娠妇女、对本药过敏者。③合并有肝、肾、心血管、肺和造血系统等严重原发性疾病者、精神病患者。

5.病例的剔除和脱落标准：①纳入后发现不符合纳入标准，或虽符合纳入标准而纳入后未按试验方案规定用药的病例，需予剔除。②受试者依从性差、发生严重不良反应事件、发生并发症或特殊生理变化等不宜继续接受试验，自行退出或未完成整个疗程而影响疗效或安全性判断的病例，均为脱落病例。统计分析时应结合实际情况处理。③剔除和脱落率应＜20%。

6.试验方法：本研究采用随机、对照的临床试验。

（1）试验病例数：试验组30例，对照组30例。

（2）服药方法：试验组：促眠饮膏，每次口服10毫升，每日2次口服；对照组：百乐眠胶囊，每次4粒，每日2次口服。

（3）疗程：4周。

（4）合并用药规定：所有病例除以上治疗外，不得合并使用与本病治疗有关的其他药物。合并其他疾病，可以对症治疗，但用药应详细记录于病例报告表中。

7.安全性观测指标：不良事件发生率。

8.疗效性观测：匹兹堡睡眠质量观察表（PISQ）各成分和总积分值的变化；失眠症临床评价表（SPIEGEL量表）积分值的变化；中医症状积分的变化。失眠疗效判定采用：①临床痊愈：SPIEGEL量表减分率≥75%，睡眠时间恢复正常或夜间睡眠时间在6小时以上，睡眠深沉，醒后精力充沛。②显效：SPIEGEL量表减分率≥50%，睡眠明显好转，睡眠时间增加3小时以上，睡眠深度增加。③有效：SPIEGEL量表减分率≥25%，症状减轻，睡眠时间较前增加不足3小时。④无效：SPIEGEL量表减分率＜25%，治疗后失眠无明显改善或反加重者。

观察时点：安全性观测：用药前、用药后第1、2、3、4周各记录一次。疗效性观测（PISQ、SPIEGEL量表、中医症状积分情况）：用药前、用药后第1、2、

3、4周各记录一次。

统计内容：①治疗前组间均衡性的检验。②两组间疗效统计及显著性检验。③治疗前后指标变化的显著性检验。

9.统计结果：见表2-34～表2-42。

表2-34　性别基线分析

性别	试验组 n（%）	对照组 n（%）	统计量	P值	方法
男	7（23.3）	7（23.3）	0	1	卡方检验
女	23（76.7）	23（76.7）			
合计	30	30			

注：试验组与对照组男女人数均一致

表2-35　年龄基线分析

	试验组	对照组	统计量	P值	方法
n	30	30			
Mean ± SD	43.93 ± 13.5	49 ± 11.61	−1.56	0.124	t检验
95%CI(L～H)	38.89～48.97	44.66～53.34			
Min～Max	19～65	25～64			
Median	46	53			

注：试验组与对照组年龄基线分析比较差异无统计学意义，P值为0.124>0.05

表2-36　中医症状体征总分实测值分析

	试验组	对照组	统计量	P值	方法
访视0周					
n	30	30	1.74	0.087	t检验
Mean ± SD	51.37 ± 19.89	42.93 ± 17.56			
95%CI（L～H）	43.94～58.79	36.38～49.49			
Min～Max	14～90	19～67			
Median	49.5	42			
访视4周					
n	30	30	−0.68	0.502	t检验
Mean ± SD	28.57 ± 20.21	31.9 ± 17.9			
95%CI（L～H）	21.02～36.11	25.21～38.59			
Min～Max	6～73	8～62			

续表

	试验组	对照组	统计量	P值	方法
Median	25.5	24.5			
配对t检验/P值	−6.563/<0.0001	−8.538/<0.0001			

注：访视0周试验组与对照组中医症状体征总分比较差异无统计学意义，P值为0.087>0.05；访视4周试验组与对照组中医症状体征总分比较差异无统计学意义，P值为0.502>0.05；试验组访视0周与访视4周组内中医症状体征总分比较差异明显有统计学意义，P值小于0.0001；对照组访视0周与访视4周组内中医症状体征总分比较差异明显有统计学意义，P值小于0.0001。

表2-37 PISQ量表总分实测值分析

	试验组	对照组	统计量	P值	方法
访视0周					
n	30	30	1.64	0.106	t检验
Mean ± SD	14.1 ± 2.22	12.97 ± 3.06			
95%CI(L ~ H)	13.27 ~ 14.93	11.83 ~ 14.11			
Min ~ Max	10 ~ 18	8 ~ 18			
Median	14	13			
访视4周					
n	30	30	−1.66	0.102	t检验
Mean ± SD	8.83 ± 4.23	10.57 ± 3.86			
95%CI(L ~ H)	7.25 ~ 10.41	9.13 ~ 12.01			
Min ~ Max	3 ~ 16	4 ~ 17			
Median	9	11			
配对t检验/P值	−6.332/<0.0001	−5.174/<0.0001			

注：访视0周试验组与对照组PISQ量表总分比较差异无统计学意义，P值为0.106>0.05；访视4周试验组与对照组PISQ量表总分比较差异无统计学意义，P值为0.102>0.05；试验组访视0周与访视4周组内PISQ量表总分比较差异明显有统计学意义，P值小于0.0001；对照组访视0周与访视4周组内PISQ量表总分比较差异明显有统计学意义，P值小于0.0001。

表2-38 SPIEGEL量表总分实测值分析

	试验组	对照组	统计量	P值	方法
访视0周					
n	30	30	−0.38	0.702	t检验

续表

	试验组	对照组	统计量	P值	方法
Mean ± SD	20.93 ± 4.79	21.43 ± 5.28			
95%CI(L ~ H)	19.14 ~ 22.72	19.46 ~ 23.41			
Min ~ Max	13 ~ 36	13 ~ 34			
Median	20	21.5			
访视4周					
n	30	30	−2.54	0.014	t检验
Mean ± SD	11.4 ± 7.62	16.17 ± 6.9			
95%CI(L ~ H)	8.55 ~ 14.25	13.59 ~ 18.74			
Min ~ Max	1 ~ 24	4 ~ 28			
Median	10	16			
配对t检验/P值	−5.854/<0.0001	−5.75/<0.0001			

注：访视0周试验组与对照组SPIEGEL量表总分比较差异无统计学意义，P值为0.702>0.05；访视4周试验组与对照组SPIEGEL量表总分比较差异有统计学意义，P值为0.014<0.05；试验组访视0周与访视4周组内SPIEGEL量表总分比较差异明显有统计学意义，P值小于0.0001；对照组访视0周与访视4周组内SPIEGEL量表总分比较差异明显有统计学意义，P值小于0.0001。

表2-39　中医症状体征总分下降值分析

访视0 ~ 4周	试验组	对照组	统计量	P值	方法
n	30	30	−3.18	0.003	t检验
Mean ± SD	−22.8 ± 19.03	−11.03 ± 7.08			
95%CI(L ~ H)	−29.9 ~ −15.7	−13.68 ~ −8.39			
Min ~ Max	−74 ~ −2	−29 ~ 3			
Median	−17.5	−9			

注：试验组与对照组中医症状体征总分下降值（访视0 ~ 4周）比较差异有统计学意义，P值为0.003<0.01，提示试验组疗效优于对照组。

表2-40　PISQ量表总分下降值分析

访视0 ~ 4周	试验组	对照组	统计量	P值	方法
n	30	30	−3.01	0.004	t检验
Mean ± SD	−5.27 ± 4.56	−2.4 ± 2.54			
95%CI(L ~ H)	−6.97 ~ −3.57	−3.35 ~ −1.45			

访视0～4周	试验组	对照组	统计量	P值	方法
Min ~ Max	−13 ~ 0	−7 ~ 1			
Median	−5	−1.5			

注：试验组与对照组PISQ量表总分下降值（访视0～4周）比较差异有统计学意义，P值为0.004<0.01，提示试验组疗效优于对照组。

表2-41 SPIEGEL量表总分下降值分析

访视0～4周	试验组	对照组	统计量	P值	方法
n	30	30	−2.28	0.027	t检验
Mean ± SD	−9.53 ± 8.92	−5.27 ± 5.02			
95%CI(L ~ H)	−12.86 ~ −6.2	−7.14 ~ −3.39			
Min ~ Max	−28 ~ 0	−18 ~ 0			
Median	−8	−4			

注：试验组与对照组SPIEGEL量表总分下降值（访视0～4周）比较差异有统计学意义，P值为0.027<0.05，提示试验组疗效优于对照组。

表2-42 失眠疗效分析

疗效	痊愈 n（%）	显效 n（%）	有效 n（%）	无效 n（%）	显效率	有效率	统计量	P值	统计方法
试验组	8（26.7）	7（23.3）	1（3.3）	14（46.7）	50	53.3	4.192	0.041	CMH
对照组	0（0）	7（23.3）	7（23.3）	16（53.3）	23.3	46.7			

注：试验组与对照组失眠疗效分析比较差异有统计学意义，P值为0.041<0.05，提示试验组疗效优于对照组。

10.疗效分析：以上结果可以看出：该临床研究中医症状体征、PISQ量表总分变化、SPIEGEL量表总分变化等各项评价指标访视4周与访视0周比较积分下降值组内比较差异均有统计学意义（$P<0.05$）。提示试验组与对照组均对失眠具有改善作用。组间比较差异亦均有统计学意义（$P<0.05$）。失眠疗效分析试验组显效率50%，有效率53.3%；对照组显效率23.3%，有效率46.7%。试验组和对照组比较差异有统计学意义（$P<0.05$），提示试验组疗效优于对照组。且试验组、对照组年龄和性别基线比较、中医症状体征总分基线比较、PISQ量表总分基线比较、SPIEGEL量表总分基线比较差异均无统计学意义（$P>0.05$），两组具有可比性。试验组、对照组均无不良反应发生。提示促眠饮制成的膏剂有非常好的疗效。

11.辅助治疗方法: 在不寐的辨证用药基础上,还可配合针灸、药枕、耳穴压籽、敷脐中药膏方、食疗等系列中医特色疗法综合应用。并嘱患者注意睡眠卫生等,包括:①睡眠和觉醒规律,温度适宜,光线不宜太强,环境安静,锻炼,避免兴奋性的活动及饮用咖啡、浓茶等。②刺激控制训练,是建立规律性睡眠—觉醒模式的程序。只在有睡意时才上床;床及卧室只用于睡眠,不能在床上阅读,看电视或工作;15~20分钟不能入睡,起床散步;无论夜间睡多少,清晨应准时起床;白日不打瞌睡。③放松训练:有肌肉放松、瑜伽、气功、太极拳等。④矛盾意向训练:害怕失眠,试着不睡,去散步,焦虑就会减轻,入睡自然容易。⑤时间疗法,适合于睡眠时相延迟综合征的患者,嘱患者每日将睡眠时间提前3小时,直到睡眠—觉醒周期符合一般社会习俗,时间1周左右。

另外,还应注重预防调护。不寐属心神病变,讲究睡眠卫生和重视精神调摄具有实际的预防意义。《黄帝内经》曰:"恬淡虚无,真气从之,精神内守,病安从来。"积极进行情志调整,克服过度的紧张、焦虑、抑郁、兴奋、愤怒、惊恐等不良情绪,做到喜怒有节,保持精神舒畅,尽量以顺其自然的、放松的心态对待睡眠,可以较好地入睡。

掌握证型异同点,抓住辨证的关键

辨证施治是中医治病的精髓,疾病确定之后,认定证型则是施治用药的关键。只有把握准证型,才能药到病所,取得满意的疗效。辨证掌握起来确有一定难度,但也有规律可循。随着中医理论研究的深入与发展,中医疾病的证型越来越多,看是丰富了中医证型,但也给学习者带来很大的困难,不便于临床医生熟练掌握,也使研究者无章可循。下面将几十种中医疾病中所见55个中医常见证型,根据其证型性质、症状特点归纳为15个证型。将肺阴亏虚证、肺阴不足证归于肺阴虚证;将肺气亏虚证、肺气虚弱证归于肺气虚证;将脾虚湿恋证、脾虚湿注证、脾虚湿阻证、脾虚痰湿证、湿困脾阳证归于脾虚湿困证;将痰湿中阻证、痰湿困中证归于痰湿困脾证;将脾胃虚弱证、脾胃气虚证归于脾气虚证;将肝郁证、肝气郁滞证、肝气郁结证归于肝郁气滞证；将肝火上亢证、肝郁化火证、肝郁化热证、肝胆火盛证、肝胆火炽证、肝胆热盛证归于肝火亢盛证；单列肝阳上亢证；将心脾亏损证、心脾虚损证归于心脾两虚证；将气血亏虚证、气血不足证、气血两亏证、气血双亏证、气血虚弱证归于气血两虚证；将气阴不足证、气阴两亏证、气阴亏伤证归于气阴两虚证；将阴虚内热证、阴虚火滞证、阴虚热毒证、阴虚热盛证归于阴虚火旺证；单列肝肾阴虚证；将脾肾亏虚证、脾肾亏损证、脾肾虚证、脾肾虚弱证归于脾肾两虚证；单列脾肾阳虚证。并对关联密切的证型的主要症状表现及异同点分六组证型进行了论述。

（一）第一组证型

1.肺阴虚证（肺阴亏虚证、肺阴不足证）：干咳无痰，午后颧红，手足心热（潮热盗汗），口燥咽干，舌质红，脉细数。

2.肺气虚证（肺气亏虚证、肺气虚弱证）：咳声无力，少气动则益甚，咳痰清稀，或有自汗，恶风，易感冒，舌淡苔薄，脉细弱。

关于咳嗽的表现，肺阴虚证是干咳无痰，而肺气虚证则是咳痰清稀，咳声无力；肺阴虚证有颧红、手足心热、盗汗、口舌干燥一派阴虚的症状，而肺气虚证则见自汗、少气动则益甚、恶风、易感冒，一派气虚症状。另外就是舌脉的区别。

（二）第二组证型

1.脾虚湿困证（脾虚湿恋证、脾虚湿注证、脾虚湿阻证、脾虚痰湿证）：乏力，大便溏薄，腹胀，食少，四肢沉重，面色萎黄，气短，胸闷，舌质淡，苔白腻，脉细弦滑。

2.痰湿困脾证（痰湿中阻证、痰湿困中证、湿困脾阳证）：胸脘满闷，痰多泛恶，纳呆，身重，苔白腻，脉濡缓。

3.脾气虚证（脾胃虚弱证、脾胃气虚证）：乏力，食少，大便稀溏，脘腹胀满，面色萎黄，恶心呕吐，懒言，舌质淡，苔薄白，脉细弱。

脾虚湿困证与痰湿困脾证，都是脾受到了湿邪的困扰，一是虚中挟实，一是实证。两者症状有许多相似之处，前者有腹胀、胸闷，后者有胸脘满闷；前者有食少，后者有纳呆；前者有四肢沉重，后者有身重，症状上基本上大同小异。舌苔均为白腻苔。不同的是前者因有脾虚又见乏力和溏泻等症状，而后者没有，二者的脉象也不一样，前者应该是濡缓或滑细（而还不是细弦滑），后者应该是弦滑。脾虚湿困证与脾气虚证，二者均有乏力、大便溏、腹胀、食少等脾虚症状，主要在于前者有四肢沉重较为明显，另外舌苔、脉象也不同，前者舌苔白腻，后者舌苔薄白，前者脉细滑，后者脉细弱。

（三）第三组证型

1.**肝郁气滞证**（**肝郁证、肝气郁滞证、肝气郁结证**）：胁肋胀痛，烦躁易怒，情志抑郁，嗳气，舌红，苔薄白，脉弦。

2.**肝火亢盛证**（**肝火上亢证、肝郁化火证、肝郁化热证、肝胆火盛证、肝胆火炽证、肝胆热盛证**）：烦躁易怒，口干口苦，面红目赤，头痛或头胀，眩晕，胸胁胀痛，便秘，尿黄，失眠，耳鸣，舌红，苔薄黄，脉弦数。

3.**肝阳上亢证**：眩晕，耳鸣，烦躁易怒，失眠多梦，面时烘热，口干舌燥，舌红少苔，脉弦或脉弦细。

三者应该是病情逐渐有所发展，从开始气滞到日久气郁化火，再发展至火伤阴津，肝阴不足，肝阳上亢，是这样一个递进过程。从症状上看三者都有胁肋胀痛，烦躁易怒的表现（肝阳上亢证未有记载，但应该有胁肋部隐痛）。肝郁气滞证有情志抑郁、嗳气等肝气不舒的症状；而肝火亢盛证则出现口干口苦、面红、头痛或头晕、便秘、尿黄等气郁化火的症状；肝阳上亢证则出现了肝阴受损的症状如口舌干燥，面时烘热，又由于阴虚阳亢，头晕、耳鸣、失眠症状明显。另外三证的舌、苔、脉亦有不同。舌三者均为红舌，肝郁气滞证苔为薄白，脉弦；肝火亢盛证苔为薄黄，脉弦数；肝阳上亢证苔为少苔，脉弦细。

（四）第四组证型

1.**心脾两虚证**（**心脾亏损证、心脾虚损证**）：乏力，食少，面色无华，心悸，气短，头晕，健忘，便溏，怔忡，腹胀，舌淡，苔薄白，脉细弱。

2.**气血两虚证**（**气血亏虚证、气血不足证、气血两亏证、气血双亏证、气血虚弱证**）：神疲乏力，面色无华，气短，心悸，头晕目眩，舌质淡，苔薄白，脉细弱。

3.**气阴两虚证**（**气阴不足证、气阴两亏证、气阴亏伤证**）：气短，乏力，五心烦热，口燥咽干，心悸，面㿠白，少寐，头晕，自汗，舌红少津，苔少，脉细数。

心脾两虚证、气血两虚证及气阴两虚证大体上都具备乏力、面白无华（气阴两虚为面色㿠白）、心悸、气短、头晕等5个症状，区别是心脾两虚证有食少腹胀，便溏等脾虚症状，而气阴两虚证增加了五心烦热（手足心热）、口燥咽干等症状，且有舌红少津，苔少，脉细数等不同。

（五）第五组证型

1.阴虚火旺证（阴虚内热证、阴虚火滞证、阴虚热毒证、阴虚热盛证）：五心烦热（手足心热），少寐，盗汗，口干口渴，头晕，耳鸣，舌质红，少苔，脉细数。

2.肝肾阴虚证：头晕目眩，耳鸣健忘，口燥咽干，失眠多梦，胁痛，腰膝酸软，五心烦热，盗汗颧红，男子遗精，女子月经量少，舌红少苔，脉细而数。

阴虚火旺证和肝肾阴虚证都有五心烦热、口干口渴（口燥咽干）、头晕（头晕目眩）、耳鸣（耳鸣健忘）、少寐（失眠）、盗汗（盗汗颧红）六大症状。肝肾阴虚证还有胁痛、腰膝酸软等肝、肾脏及经络所涉及部位的症状。舌苔、脉象两者近于一致。

（六）第六组证型

1.脾肾阳虚证：面色㿠白，形寒肢冷，腰膝或下腹冷痛，久泄久痢不止，完谷不化或面浮身肿，小便不利，甚则腰腹如鼓，舌质淡胖，舌苔白滑，脉沉迟无力。

2.脾肾两虚证（脾肾亏虚证、脾肾亏损证、脾肾虚亏证、脾肾虚弱证）：神疲乏力，腰膝酸软，畏寒肢冷，食少，面色淡白，便溏，浮肿，舌淡，苔白，脉沉细。

脾肾阳虚证和脾肾两虚证分别有面色㿠白（面色淡白）、形寒肢冷（畏寒肢冷）、久泻完谷不化（便溏）、身肿（浮肿）、腰膝及下腹冷痛（腰膝酸软）。实际上两个证型的5个症状很相近，只是程度上不同，一个较重，一个较轻，一个阳虚较甚，一个阳虚较微，或者是偏于气虚。舌质、舌苔、脉象也相近。

第三章　读古代本草，话中药功效

1.当归：味甘、辛、苦，性温，入肝、心、脾经，有补血和血、调经止痛、润肠通便的功效。主治月经不调、痛经、血虚经闭、血虚腹痛、创伤和产后及痛肿血瘀疼痛等病证。但其突出的特点是治血、风、劳疾。《日华子诸家本草》云："治一切风，一切血，补一切劳，破恶血，养新血。"《本草新编》则强调用药的广泛性和在方剂中作为君药的重要性。《本草新编》云："其性甚动，入之补气药中则补气，入之补血药中则补血，入之升提药中则提气，入之降逐药中则逐血也。而且用之寒则寒，用之热则热。"又云："如痢疾也，非君之以当归，则肠中积秽不能去；如跌伤也，非君之以当归，则骨中之瘀血不能消；大便燥结，非君之以当归，则硬粪不能下；产后亏损，非君之以当归，则血晕不能除。"还强调当归用量不能少，"肝中血燥，当归少用，难以解纷；心中血枯，当归少用，难以润泽；脾中血干，当归少用，难以滋养。是当归必宜多用，而后可以成功也"。

2.白芍：味苦、酸，性寒，入肝经，有柔肝止痛、养血敛阴、平肝抑阳的功效。主治肝气不和所致的胸腹疼痛、痛经及手足拘挛疼痛、月经不调、崩漏带下及肝阳亢盛引起的头痛、眩晕等病证。《本草新编》进一步详细论述了白芍的功效。认为："能泻能散，能补能收……其功全在平肝，肝平则不克脾胃，而脏腑各安，大小便自利，火热自散，郁气自除……坚积自化，泻痢自去，痢痛自安矣。"《医宗必读》则认为白芍不仅调理肝经病变，还可"敛肺而主胀逆喘咳，腠理不固，安脾而主中满腹痛，泻痢不和"。

3.川芎：味辛，性温，入肝、胆、心包经，有活血行气、祛风止痛的功效，主治月经不调、经闭痛经、腹痛、难产、胞衣不下、头痛身痛及风湿痛等病证。川芎治头痛是该药一主要功能，《神农本草经》云："主中风入脑头痛。"《名医别录》云："除脑中冷动。"《医学启源》谓："补血，治血虚头痛。"李杲则更进一步指出："头痛必用川芎，如不愈，加各引经药，太阳川芎，阳明白芷，少阳柴胡，太阴苍术，厥阴吴茱萸，少阴细辛。"另《珍珠囊》有治"诸经头痛"，《本草新编》也有"疗头风甚神"的记载。还有医家或本草提出可治口齿疾及口龈出血，陶弘景云："齿根出血者，含之多瘥。"《本草图经》有"单用芎藭含嘴，以主口齿疾"的记载。王好古还特别提出了川芎有"搜肝气，补肝血，润肝燥"的功效。

4.**丹参**：味苦，性微寒，入心、心包经，有活血祛瘀、调经、清血热、除烦满的功效。主治月经不调、经闭癥瘕、产后恶露不尽及瘀滞作痛、痈肿疮疡、热入营血引起心烦不寐等病证。古本草有"丹参一味，功同四物"之记载。《本草汇言》云："以丹参一物，而有四物之功，补血生血，功过归、地；调血敛血，力堪芍药；逐瘀生新，性倍川芎。"对这种论述有些本草也有不同见解，《本草正义》云：丹参"非补养之品，即《神农本草经》所谓益气，《名医别录》所谓养血，皆言其积滞即去，而正气自伸之意，亦以通为补耳。"还有一些本草，如《日华子诸家本草》："养神定志。"《滇南本草》："定志，安神宁心。"《医宗必读》"安神"等安神宁心定志等记载。

5.**红花**：味辛，性温，入心、肝经，有活血通经、祛瘀止痛的功效。主治血滞经闭、腹痛癥瘕、产后血晕、创伤、瘀血疼痛、痈肿及斑疹颜色不红活因血滞所致者。红花多用有活血通经功能，亦有养血润燥之功能，但必须用量要少。《本草逢原》云："少则养血，多则行血，过用使人血行不止。"《本草衍义补遗》谓："多用则破血，少用则养血。"《本草备要》也有："少用养血，多则行血，过用能使血行不止而毙。"所以临床上应用红花，还是要本着少用养血、多用活血的原则，但不宜用量过大。另《开宝本草》和《本草经疏》均有止"绞痛"的记载。

6.**桃仁**：味苦、甘，性平，入心、肝、大肠经，有破血祛瘀、润燥滑肠的功效，主治血滞经闭、腹痛、蓄血发狂、跌打损伤、瘀血肿痛及肠燥便秘等病证。《医宗必读》将桃仁功能概括为"破诸经之血瘀，润大肠之血燥，肌有血凝，而燥痒堪除，热入血室，而谵言可止"。而《雷公炮制药性解珍珠囊补遗药性赋》则简化为"其用有二，润大肠血闭之便难，破大肠久蓄之血结"。

7.**延胡索**：味辛、苦，性温，入肺、肝、脾经，有活血、利气、止痛的功效，主治心腹诸痛、经痛、疝痛及四肢血滞疼痛。不少古文献认为该药上下诸痛均治。《本草备要》云："治气凝血结，上下内外诸痛。"《本草纲目》：

"专治一身上下诸痛。"《本草正义》也有"治内外上下气血不宣之病"的记载。该药还有治淋、通小便之功。《本草备要》《医宗必读》《本草新编》等本草学均有治"崩淋"的记载，而《开宝本草》《海药本草》《本草经疏》又有治"淋露"的记载，这里的"淋"即中医的淋病。《本草纲目》有"通小便"，《本草备要》又有"除小便"的论述。延胡索属活血行气之品，本多认为其较为峻猛，但《本草正义》则认为"虽为破滞行血之品，然性情尚属和缓，不甚猛烈……盖功破通导中之冲和品也"。

8.郁金：味辛、苦，性寒，入心、肺、肝经，有行气解郁、凉血破瘀的功效，主治血凝气滞引起胸腹疼痛、胁肋胀满、痛经、湿温病浊邪蒙蔽胸部痞闷、甚则神志不清、惊痫癫狂及吐血、衄血、尿血等病证。《本草经疏》谈了该药治血病的看法，认为"郁金本入血分之气药，其治已上诸血证者，正谓血之上行……此药能降气，气降即是火降，而其性又入血分，故能降下火气，则血不妄行"。《本草新编》则认为郁金是"血家要药，又能开郁通滞气，故治郁需之，然而，终不可轻用也。因其气味寒凉，有损胃中生气……至于破血……止血，亦一时权宜之用，病去即已，而不可恃之为家常日用也"。明确提出了病去即止，不可常用的看法。

9.乳香：味苦、辛，性温，入心、肝、脾经，有调气、活血、止痛的功效。主治气血凝滞心腹疼痛、痈疮肿毒、跌打损伤、痛经等病证。乳香还有伸筋、疗中风口噤不语、治疗耳聋等作用。《名医别录》云："凡人筋不伸者，敷药宜加乳香，其性能伸筋。"《本草拾遗》则云："疗耳聋，中风口噤。"另外乳香的止痛作用明显，对有关脏腑及肢体关节诸痛均有疗效。《医学衷中参西录》云："故凡心胃胁腹肢体关节诸疼痛皆能治之。"

10.没药：味苦，性平，入肝经，有散血祛瘀、消肿定痛的功能。主治筋骨心腹诸痛、经闭、跌打损伤、金疮、痈疽、痔漏等病证。与乳香功能相近，每每二者合用。《本草纲目》云："乳香活血，没药散血，皆能止痛，消肿，生肌，故二药每每相兼而用。"另还能治眼疾，如目翳等病证。《本草备要》云：治"翳晕目赤"。《施圆端效方》谓："可攻目翳"。《开宝本草》载：治"目中翳晕"等。还可治痔漏，《开宝本草》和《本草备要》均有记载。

11.三棱：味苦，性平，入肝、脾经，有破血行气、消积止痛之功效，能散一切血积气结，主治癥瘕积聚、结块坚硬等病证。《开宝本草》云："主老癖癥瘕，积聚结块。"《得配本草》则云："破血中之气，散一切血积气结，症癥坚硬作痛。"《本草纲目》记载："其功可近于香附而力峻，故难久服。"指出其功效与香附相近，但其力较猛，不宜服用时间过长，以免损伤机体。《医学衷中参西录》还将三棱与莪术功效进行了比较，认为"化血之力三棱优于莪术，理气之力莪术优于三棱"。

12.莪术：味苦、辛，性温，入肝、脾经，有行血破气、消积止痛之功效。主治血滞经闭、腹痛、癥瘕、饮食积滞、胸腹满闷作痛及跌打损伤等病证。在注重该药行血功能的同时，还要注重其行气和开胃消食的功能。《日诸家本草》和《日华子诸家本草》均认为该药有"治一切气，开胃消食"的功效。《雷公炮制药性解珍珠囊补遗药性赋》和《开宝本草》也分别有"开胃消食"和"饮食不消"的记载。

13.益母草：味辛，微苦，性微温，入心包、肝经，有活血祛瘀、消肿解毒的功效，主治月经不调、瘀血腹痛、崩中带下、尿血、小便不利等病证。另外还有下面一些特点。《得配本草》认为该药有"行血而新血不伤，养血而瘀血不滞"之功效；而《本草新编》却认为该药行瘀生新不佐以补药，难以生效。《本草新编》云："行瘀生新……然不佐之归、芎、参、术，单味未能取胜……但益母草实非补物，止能佐补药以收功。"且强调"不宜多用……以三钱为率"。

14.姜黄：味苦、辛，性温，入脾、肝经，有破血行气、通经止痛的功效。主治胸腹满闷胀痛、月经不调、血瘀经闭、风痹臂痛、跌仆损伤、肿痛等病证。不少本草记载其行气破血功能强于郁金，《新修本草》云："治心腹结积……下气破血……功力烈于郁金。"《本草备要》云："理血中之气，下气破血，除风消肿，功力烈于郁金。"《唐本草》也谓："主心腹结积……功力烈于郁金。"《本草求真》则将姜黄与其他活血行气药郁金、莪术、三棱、延胡索等药的功效进行分析比较，认为："郁金入心，专泻心包之血；莪术入肝，治气中之血；三棱入肝，治血中之气；延胡索则于心肝血分行气，气分行血；此则（姜黄）入脾，即治气中之血，复兼血中之气耳"。另有一些本草强调姜黄还有治"臂痛"的功能。如《本草纲目》《本草求真》《本草述》都有"治臂痛"的记载，《本草备要》还认为"能入手臂，治风寒湿痹"。

15.泽兰：味苦、辛，性微温，入肝、脾经，有活血破瘀、通经行水的功效。主治经闭癥瘕、产后小便淋漓腹痛、身面浮肿及跌打损伤、金疮、痈肿等病证。《本草备要》认为该药虽为活血破瘀药，但"补而不滞，行而不竣，为女科要药"，更有本草将其功能归为两大方面，《医宗必读》云："和血有消瘀之能，利水有消蛊之效。"而《日华子诸家本草》认为该药功能更加广泛有"通九窍，利关脉，养血气，破宿血，消癥瘕，产前产后百病，通小肠，长肉生肌，消仆损瘀血，治鼻洪吐血，头风目痛，妇人劳瘦，丈夫面黄"等治疗作用。

16.蒲黄：味甘，性平，入肝、心包经，生用行血消瘀，炒用止血。生用主治经闭腹痛、产后瘀血作痛、心腹绞痛、跌仆血闷；炒黑止吐血、衄血、尿血、血痢、崩漏。该药主要功能一是炒黑止血功能，《本草备要》云："止一切血。"而《得配本草》则云："专治一切血病。"另一主要功能止心腹痛，《本草纲目》载"止心腹诸痛"《日华子诸家本草》《得配本草》均有治心腹诸痛的记载。另外《神农本草经》《本草崇原》等本草还认为久服该药能"轻身，益气力，延年"。

17.五灵脂：味甘，性温，入肝经，有通利血脉、散瘀止痛的功效。主治心腹诸痛、血滞经闭、产后恶露不下、瘀血作痛。外用治蛇蝎咬伤。鉴于该药性温，有散瘀功能，所以《开宝本草》《本草图经》《本草经疏》均有治"心腹冷痛"的记载。另《本草衍义补遗》《医宗必读》《本草新编》则认为还治"血气刺痛"。综合上述本草的论述，该药擅长治疗气血瘀滞而偏寒的心腹诸痛。《本草新编》总结该药认为"五灵脂长于行血，而短于补血，故瘀者可通，虚者难用耳"。

18.仙鹤草：味苦，性凉，入肺、肝、脾经，有止血、凉血的功效，主治咳血、吐血、尿血、便血、赤白痢、崩漏带下、痈肿、跌打创伤出血等病证。该药除用于治疗各种出血病证外，另一个主要特点是有消食散满功能，《本草纲目拾遗》云："消宿食，散中满，下气……翻胃噎膈……食积。"《滇南本草》谓："治腹痛。"而《百草镜》则载有"散痞满"功效。

19.大蓟：味甘，性凉，入肝、脾经，有凉血、破血、止血的功效。主治各种出血，包括吐血、溺血、咳血、衄血、血淋、痈疡肿毒、肠痈等病证。因该药性凉，主要治疗因热引起的各种出血，一些本草认为大蓟还能消痈肿，还有的本草将大蓟和小蓟进行了比较。《唐本草》和《新修本草》均云："大蓟兼疗痈肿……而小蓟……不能消肿也。"《本草从新》和《本草备要》也都有"小蓟力微，能破瘀生新，不能如大蓟之消痈毒"的记载。

20.茜草：味苦，性寒，入肝经，有凉血、止血、行血的功效。主治热证引起的吐血、便血、衄血、血痢、崩漏出血。该药除治疗因热引起的出血病证外，《神农本草经》《本草崇原》均记载"主寒湿风痹"；《本草纲目》有"通经脉，治骨节风痛"；《药鉴》有"治风痹"等记载。可见上述本草提出的主治与其性味苦寒不符，分析有两种可能，一是《名医别录》中曾记载茜草性为"咸平"，依据这种性味，还是可以治"寒湿风痹"的，二是可能茜草主要是治疗"风痹"，而非"寒湿风痹"。

21.地榆：味苦、酸，性微寒，入肝、大肠经，有凉血、收敛止血的功效。主治吐血、衄血、便血、血痢、尿血、崩漏、肠风、痔漏、痈肿疮疡、烫火伤等病证。用其止血，必因热出血之病证，且不宜过量、过长时间应用，反之则不效而为害。《本草新编》云："地榆凉血之品也，血热病，生用之凉血，正得其宜……过用地榆以凉血，则热变为凉，而阴寒结于肠胃，将腹痛之症生，反致血崩下血而不可止。"《本草求真》也谓："热不除则血不止，其热既清，则血自安……但血热者当用，虚寒者不宜用，久病者宜用，初起者不宜用。"

22.白茅根：味甘，性寒，入肺、胃经，有凉血止血、清热利尿的功效。主治热证吐血、衄血、尿血、水肿、小便不利、热淋、黄疸、热病烦渴、肺热喘急、胃热呕哕等病证。该药凉血止血和清热消瘀利水为两大主要功能，苦寒而不伤气败胃为其特点。《本草求真》云："茅根味甘性寒，清热泻水，消瘀利水，凡苦寒之药，未有不伤气败胃，此药味甘性纯，专理血病，凡一切吐血衄血，血瘀血淋，血崩血闭，并哕逆喘急烦渴，黄疸水肿等症，因热因火而成者，服之热除而血即理，火退而气与水即消矣……此药甘不泥膈，寒不伤中，为治虚羸客犯中州之剂。"除上述功效外，该药能定喘，治哕逆作用值得重视。《本草纲目》谓治："伤寒哕逆，肺热喘急。"《医宗必读》云："定喘。"《本草逢原》还有"治胃反上气"的记载。

23.降香：味辛，性温，入肝经，有行瘀止血、定痛之功效。主治外伤所致的吐血、咯血、金疮出血、瘀滞疼痛等病证。《本草纲目》云："疗折伤金疮……可代没药，血竭。"《医宗必读》认为该药"行瘀滞之血如神，止金疮之血至验，理肝伤吐血，胜似郁金，理刀伤出血，过于花蕊"。

24.瓜蒌： 味甘，性寒，入肺、大肠经，全瓜蒌，能清热开胸散结，化痰导滞；瓜蒌皮，能宽中利气，清热化痰；瓜蒌仁，能润燥涤痰，滑肠通便；瓜蒌霜，同瓜蒌仁，但性缓。主治胸痹结胸、胸膈满闷作痛、痰热咳嗽、痰黏稠咯之不利及乳痈初起肿痛未成脓等病证。瓜蒌除开胸散结治胸痹及热痰咳嗽外，治老痰、顽痰更是其所长。《药品化义》云："若郁痰浊，老痰胶，顽痰韧，食痰黏，皆滞于内，不得升降，致成气逆胸闷，咳嗽，烦渴少津，或有痰声不得出，借其滑润之力，以涤胸膈间垢腻，则痰消气降，胸宽嗽宁，渴止津生，无不奏效。"另该药舒肝、润肝作用亦不容忽视。《重庆堂随笔》谓："瓜蒌实，润燥开结，荡热涤痰，夫人知之，而不知其舒肝郁，润肝燥，平肝逆，缓肝急之功有独擅也。"

25.橘红： 味辛、苦，性温，入膀胱、脾、胃经，有消痰利气、宽中散结的功效。主治风寒咳嗽、恶心、吐水、胸痛胀满等病证。《药品化义》对其利气化痰功效给以很高的评价。该书记载橘红"辛能横行散结，苦能直行下降，为利气要药，盖治痰须理气，气利痰自愈，故用入肺脾，主一切痰病，功居诸痰药之上"。

26.半夏： 味辛，性温，有毒，入脾、胃经，有降逆止呕、燥湿祛痰、宽中消痞、下气散结的功效。主治呕吐，尤以停饮和湿邪阻滞之呕吐效果明显。还治咳嗽气逆、痰涎壅盛，证属湿痰者；还治胸脘痞闷胀痛、坚痞作痛、梅核气及瘿瘤痈肿等病证。从功能主治可见，该药止呕和祛痰功能为其主要功效。但诸家本草对该药功能还有不同看法。《本草新编》认为该药"无论火痰，寒痰，湿痰，老痰与痰饮，痰核，痰涎，痰结，痰迷，俱可用，但不可治阴火之痰"。治痰可谓广泛。而《医学启源》认为以治"寒痰及形寒饮凉伤肺而咳"为优。《本草经疏》更明确提出半夏的适应证，谓之："古人立三禁，谓血家，渴家，汗家也。其所最易误而难明者，世医类以其能去痰，凡见痰嗽，莫不先投之，殊不知咳嗽吐痰，寒热骨蒸，类皆阴虚肺热，津液不足之候，误服此药，愈损津液，则肺家愈燥，阴气愈虚，脓痰愈结，必致声哑而死……盖以其本脾胃家药，而非肺肾药也。寒湿痰饮作嗽，属胃病者固宜，然亦百之一二。其阴虚火炽，煎熬真阴，津液化为结痰，以致喉痒发咳者，往往而是，故凡痰中带血，口渴咽干，阴虚咳嗽者之大忌。"而《本草便读》更认为"此药是太阴、阳明、少阳之大药，祛痰却非专长，故仲景诸方加减，俱云呕者加半夏，痰多者加茯苓，未闻以痰多加半夏也"。

27.川贝母：味苦、甘，性凉，入肺经，有清热润肺、止咳化痰、散结的功效。主治痰热咳嗽、久嗽、心胸郁结、肺痿、肺痈及瘰疬痈肿未溃破者。《药品化义》云："贝母味苦能下降，微辛能散郁，气味俱清，故用入心肺，主治郁痰、虚痰、热痰及痰中带血，虚劳咳嗽，胸膈逆气，烦渴热甚，此导热下行，痰气自利也。"《本草新编》更明确指出，川贝母"消热痰最利，止久嗽宜用，心中逆气多愁郁者可解"。《本草正义》还对川贝母、半夏可以互代，予以否定，更明确了川贝母的临床适应证。书中记载"半夏、贝母，俱治痰嗽，但半夏兼治脾肺，贝母独擅清金，半夏用其辛，贝母用其苦，半夏用其温，贝母用其凉，半夏性速，贝母性缓，半夏散寒，贝母清热，性味阴阳大有不同，俗有代用者，其谬孰甚"。另《本草别说》还特别提出"能散心胸郁结之气"，该功效值得重视。

28.天竺黄：味甘（苦），性寒，入心、肝、胆经，有清热豁痰、凉心定惊的功效。主治痰热惊搐、热病神昏谵语、中风痰壅不语、小儿惊风抽搐、癫痫等病证。《本草从新》用精辟的语言，概述了天竺黄的主要功效，即"治大人中风不语，小儿客忤惊痫为尤宜"。并认为"功同竹沥，而性和缓，无寒滑之患"。

29.胆南星：味甘，性凉，入心、肝、肺经，有化痰、息风、定惊的功效。主治中风痰迷、小儿惊风癫痫、痰热喘咳、头风眩晕等病证。南星原本温燥之性烈于半夏，但经牛胆制法，燥性已减，性味苦凉，正如张寿颐所言"取其开宣化痰之长，而去其燥烈伤阴之弊"。又据《本草正义》《本草求真》《本草汇言》等本草记载，治小儿惊风，惊痰，发搐功能尤擅。另中风因于痰亦可用，《本草化义》云："主治一切中风……头风，眩晕。"《开宝本草》亦云："主中风麻痹。"《珍珠囊》则谓能"去上焦痰及眩晕"。《用药法象》还有"主破伤风口噤身强"的记载。

30.香附：味辛、甘，微苦，性平，入肝、三焦经，有理气解郁、调经止痛的功效。主治情志抑郁产生的消化不良、胸膈痞闷、呕吐吞酸、腹痛、胁胀、月经不调、痛经等病证。该药理气解郁功能为其所长。《唐本草》云："大下气。"《医学启原》则云:"快气。"名医李杲谓:"治一切气。"《滇南本草》进一步认为能"调血中之气",而《汤液本草》提出该药是"血中之气药也"。《本草新编》《本草纲目》等本草还对该药与他药配伍的功效进行了精辟的论述。《本草新编》谓香附"白芍当归以济之,则血足而郁尤易解也。夫君药中之解郁者,莫善于芍药,速于解者,莫过于香附、柴胡"。《本草纲目》则谓香附"利三焦,解六郁……而兼通十二经气分……得参术则补气;得归药则利血;得木香则疏滞和中;得檀香则理气醒脾;得沉香则升降诸气;得川芎、苍术则总解诸郁;得栀子、黄连则能降火热;得茯苓……交通心肾;得茴香、破故纸则引气归元;得厚朴、半夏则决壅消胀;得紫苏、葱白则解散邪气;得三棱、莪术则消磨积块;得艾叶则治气血,暖子宫,乃气病之总司,女科之主帅也"。《得配本草》还有"得夏枯草,治睛痛……得藿香、甘草治妊娠恶阻;得海藻,治癥疝……得艾叶,暖子宫;配荔枝核,治血气刺痛"等记载。香附还可治头痛,《本草纲目》载"止心腹……头、目……诸痛";《岭南本草古籍三种》更明确提出治"偏正头痛";《得配本草》认为"得川芎、苍术治诸郁头痛"。

31.木香:味辛、苦,性温,入肺、肝、脾、大肠、膀胱经,有行气止痛、温中和胃的功效。主治消化不良、食欲减退、腹满胀痛、呕吐、痢疾、泄泻等病证。此乃行气之要药,《日华子诸家本草》云:"治心腹一切气。"《药性本草》则云:治"积年冷气。"而《本草衍义》则谓:"专泄决胸腹间滞塞冷气。"《本草纲目》论述得更加详细,认为:"木香,乃三焦气分之药,能升降诸气。诸气膹郁,皆属于肺,故上焦气滞用之者,乃金郁则泄之也;中气不运,皆属于脾,故中焦气滞宜之者,脾胃喜芳香也;大肠气滞则后重,膀胱气不化则癃淋,肝气郁则为痛,故下焦气滞者宜之,乃塞者通之也。"可见该药三焦之气郁滞者,皆可用之。鉴于其行气功能彰著,不少本草对其止痛功能更有论述,《药性本草》云:"治九种心痛。"《海药本草》和《药性论》都有治"女人血气刺心,心痛不可忍"的记载。由于该药还入膀胱经,故《本草纲目》有治"癃淋"、《神农本草经》有"主淋露"的记载。另《本草新编》还对木香的用量提出了看法,认为"但此物虽所必需,亦止可少用之为佐使,使气行即止,则不可谓其能补气而重用之也。大约用一分、二分,至一钱而止,断勿出于一钱之外,过多反无效功,佐之补而不补,佐之泻而亦不泻也"。

32.陈皮：味辛、苦，性温，入肺、脾经，有理气健脾、燥湿化痰的功效。主治腹胀食少、呕吐、哕逆、胸膈不舒、咳嗽痰多。亦解鱼蟹毒。《本草备要》和《得配本草》将其功效概括得极为精辟。《本草备要》云："陈皮，辛能散，苦能燥能泻，温能补能和。同补药则补，同泻药则泻，同升药则升，同降药则降，为脾肺气分之药。调中快膈，导滞消痰，利水破癥，宣通五脏，统治百病，皆取其理气燥湿之功。"《得配本草》则云："陈皮……导滞消痰，调中快膈，运胃气，利水谷，止呕逆，通五淋，除膀胱留热，去寸白虫蛊，解鱼腥毒。"《医宗必读》还认为该药"止咳定呕，颇有中和之妙；消痰理气，却无竣猛之嫌"。

33、34：枳实、枳壳：枳实，味苦，性微寒，入肺、脾经，有破气行痰、散积消痞的功效。主治胸腹胀满、胸痹、痞痛、食积、嗳气、呕逆、胃下垂、子宫下垂、脱肛等病证。枳壳，归经、功能、主治与枳实相近，其作用较缓，不少本草学和医家将两药功效进行了比较。古医家王好古认为"枳壳主高，枳实主下，高者主气，下者主血，故壳主胸膈皮毛之病，实主心腹脾之病，大同小异"；《汤液本草》也认为"非白术不能去湿，非枳实不能除痞，壳主高，而实主下，高者主气，下者主血，主气者在胸膈，主血者在心腹"。而《本草纲目》对两药的功效，则有令人称道的、与之不同的独特见解，《本草纲目》云："枳实、枳壳，气味功用俱同，上世亦无分别，魏晋以来，始分实、壳之用，洁古张氏，东垣李氏，又分治高治下之说，大抵其功皆能利气，气下则痰喘止，气行则痞胀消，气通则刺痛止，气利则后重除，故以枳实利胸膈，枳壳利肠胃，然张仲景治胸痹痞满，以枳实为要药，诸方治下血痔痢，大肠秘塞，里急后重，又以枳壳为通用，则枳实不独治下，而枳壳不独治高也。"

35.砂仁：味辛，性温，入脾、胃经，有行气调中、和胃醒脾的功效。主治因脾胃气滞引起的脘腹胀满、呕吐腹泻、纳呆、妊娠胎动不安等病证。《本草汇言》将其功能概括得较为全面，认为该药乃"温中和气之药也，若上焦之气梗逆而不下，下焦之气抑遏而不上，中焦之气凝聚而不舒，用砂仁治之，奏效最捷"。《本草新编》则认为该药"止可为佐使以行滞气，所用不可过多，用之补虚丸中绝佳，能辅诸补药，行气血而不滞也"。

36.菊花：味甘、苦，性微寒，入肺、肝经，有疏风除热、解疔毒、养肝明目的功效。主治外感风热引起的头昏痛、目赤痛及肝阳上亢引起的头痛、眩晕、耳鸣。还治疗疮肿毒。该药除有疏风除热之功效外，平肝抑木又是一大特长。《本草纲目》云："昔人谓其能除风热，益肝补阴，盖不知尤多益金水二脏也。补水所制火，盖金所以能平木，木平则风息，火降则热除，用治诸风头目，其旨深微。"《本草正义》则谓："凡花皆主宣扬疏泄，独菊花则摄纳下降，能平肝火，息内风，抑木气之横逆。"《神农本草经》云："主风头眩者，以阴虚阳浮，气火升腾，肝风上扰之眩晕言之，非外来风邪，能令人眩也。"《本草新编》将其功能论述得更为详尽，认为该药"可升可降，阳中阴也。能除大热，止头痛晕眩，收眼泪翳膜，明目有神，黑须"。

37.蔓荆子：味苦、辛，性平，入肝、膀胱、胃经，有疏散风热、清利头目的功效。主治感冒头痛、头风痛连齿颊、阳明风热齿痛、目昏暗多泪等病证。该药除治风热引起的头痛目昏外，其搜肝风，息风降火作用应引为重视。王好古云蔓荆子能："搜肝风"；古医家张寿颐对其功效更提出了自己的独特见解，谓之曰："蔓荆之实，虽不甚重，然其性必降……《名医别录》虽加以辛字，而主治风头痛，脑鸣，目泪出，仍是内风升腾之病，用以清降，断非疏散外风之品……"。《日华子诸家本草》谓治赤目；张洁古谓治头沉昏闷，止目睛内痛；王海藏谓搜肝风，皆是息风降火，其义甚明。独甄权谓治贼风，洁古又谓治太阳头痛，散风邪；则误作疏散之药，绝非《神农本草经》《名医别录》真旨。"

38.天麻：味甘，性微温，入肝经，有息风镇痉、止头眩痛的功效。主治头痛眩晕、肢体麻木、手足不遂、痉挛瘛疭、顽痹湿痹、小儿惊痫等病证。历代本草中，《本草备要》和《本草新编》对其功效论述得较为详尽。《本草备要》云："入肝经气分，益气强阴，通血脉，强筋力，疏痰气，治诸风眩掉，头旋眼黑，语言不遂，风湿顽痹，小儿惊痫，血液衰少及类中风者忌用。"《本草新编》则云："能止昏眩，疗风去湿，治筋骨拘挛瘫痪，通血脉，开窍。天麻最能祛外来之邪，逐内闭之痰，而血气两虚之人，断不可轻用也。"两个本草均提出了气血亏虚之人用之宜慎。另《药性论》提出该药"治冷气顽痹"，《开宝本草》"主诸风湿痹也"也是其主要功效之一。而《用药法象》且提出该药其用有四"疗大人风热头痛，小儿风痫惊悸，诸风麻痹不仁，风热语言不遂"，提及能治风热似乎与其性味不符。

39.石决明：味咸，性微寒，入肝经，清肝潜阳明目。主治阴虚阳亢所致的眩晕，骨蒸劳热，另治青盲内障等病证。《医学衷中参西录》云："石决明……为镇肝凉肝之要药……作丸散内服，能消目内障。为其能凉肝，兼能镇肝，故善治脑中充血作疼作眩晕，因此证多系肝气，肝火挟血上冲也。"《要药分剂》亦云："石决明，大补肝阴，肝经不足者，断不可少。"另《名医别录》则云："主目障翳痛。"《海药本草》谓"主青盲内障"以及《本草纲目》载"通五淋"，《本草再新》载"愈疡疽"等功效都值得重视。

40.牡蛎：味咸，性平，微寒，入肝、胆、肾经，有潜阳固涩、软坚散结的功效。主治潮热、盗汗、遗精、头晕头痛、瘰疬、瘿瘤等病证。《本草备要》对其功效有较为精简的论述，《本草备要》云："咸以软坚，化痰，消瘰疬结核，老血瘕疝；涩以收脱，治遗精崩带，止嗽敛汗，固大小肠；微寒以清热补水，治虚劳烦热，温疟赤痢，利湿止渴，为肝肾血分之药。"还有本草对与其他药配伍发挥的功效也进行了论述。《汤液本草》谓："牡蛎入足少阴……以柴胡引之，故能去胁下之硬；以茶引之，能消结核；以大黄引之，能除股间肿；以地黄为之使，能益精收涩，止小便，本肾经之药也。"《得配本草》也载牡蛎"得杜仲，止盗汗；得元参治男女瘰疬；得柴胡，治肠痈；配大黄，消痈肿；配鳖甲，消胁积；和贝母，消痰结；合花粉，消瘿瘤"。

41.地龙：味咸，性寒，入胃、脾、肾经，有清热平肝、活络止痉、利尿的功效。主治高热狂躁、惊风抽搐、中风半身不遂、肢体屈伸不利、小便不利等病证。地龙治热病狂躁，诸多本草有记载，《名医别录》云："疗伤寒伏热狂谬。"《本草拾遗》亦云："疗温病大热狂言。"《本草新编》则有较为详尽的论述，谓地龙"治温病大热，疗伤寒伏热谵语，并用捣烂绞汁，井水调下立瘥……蚯蚓乃至微之物，实至神之物也。火热发狂之证，与其用白虎汤以泻之，不若用蚯蚓浆水以疗之。盖石膏虽泻火，而能伤胃，蚯蚓既泻火，而又不损土。"《本草纲目》《得配本草》还载有"利小便"的功能；《唐本草》还有"疗耳聋"的记载。

42.僵蚕：味咸、辛，性平，入肝、肺经，有祛风解痉、化痰散结的功效。主治中风失音、惊痫、头痛、头风、喉痹、瘰疬、结核、风疮瘾疹等病证。不少本草认为该药治疗小儿惊痫为其所长，《神农本草经》载："主小儿惊痫啼。"

《本草新编》也载有："主小儿惊痫夜啼。"《本草图经》和《日华子诸家本草》则认为可用于治疗"中风"和"中风失音"。《玉楸药解》还有"活络通经，驱风开痹，治头痛胸痹"的记载。

43.全蝎：味辛，性平，有毒，入肝经，有息风止痉、通络解毒的功效。主治急慢惊风、破伤风引起的痉挛抽搐、角弓反张、中风口眼㖞斜、半身不遂、癫痫、风湿痹痛、痈疮肿毒等病证。全蝎功能主要有三，一是止痉，治破伤风和惊痫风搐；二是息风通络，治中风；三是解毒，治痈疮肿毒。《本草新编》云：治"破伤风宜以全蝎、防风为主。"《本草纲目》《本草新编》《药鉴》等本草都有治"小儿风痫"的记载。《开宝本草》则云治"中风半身不遂，口眼㖞斜，语涩"。另《本草纲目》《本草求真》和《珍珠囊》都有治"耳聋"的记载，应引为重视。

44.蜈蚣：味辛，性温，有毒，入肝经，有祛风定惊、止痉挛、解疮毒的功效。主治急慢惊风，痉挛抽搐，口噤，角弓反张，中风惊痫，破伤风，瘰疬结核，癥积瘤块，疮疡肿毒等病证。《本草纲目》云："治小儿惊痫，风搐，脐风口噤……瘰疬，便毒……"《本草备要》也云："治脐风撮口，惊痫瘰疬。"

45.葛根：味甘、辛，性平，入脾、胃经，有升阳发表、解肌透疹、生津止渴的功效。主治温热病引起头痛项强、烦热消渴、热泻、热痢、痘疹不退等病证。《雷公炮制药性解》认为葛根"其用有四，发伤寒之表邪，止胃虚之消渴，解中酒之奇毒，治往来之温疟"。不少本草则认为其主要功效是"生津""止消渴"，《本草备要》云："生津止渴。"《神农本草经》："主消渴。"《医宗必读》："主消渴大热。"《得配本草》"鼓胃生津止渴。"《药性论》："止烦渴。"另因"其气轻浮""轻扬升发""可升可降"可疗"头痛"的功效也应引为重视。《名医别录》云："疗伤寒中风头痛。"《本草备要》云："疗伤寒中风，阳明头痛。"《医宗必读》则谓："主消渴大热，呕吐头痛。"《神农本草经》《珍珠囊》《本草拾遗》《医宗必读》等本草还认为该药可"解酒毒"或"解诸毒"。另外葛根还有升阳泪阴之作用。《本草正义》云："葛根气味皆薄，性本轻清，而当春生长迅速，故最能升发脾胃清阳之气。"《本经疏证》亦云："葛根之用，妙在非徒如瓜蒌但泪阴津，亦非徒如升麻但升阳气，而能兼擅二者之长。"

46.蝉蜕：味甘，性寒，入肺、肝经，有散风热、透疹、退翳、解痉的功效。主治外感风热失音、疹初起或疹出不畅、风热目翳、痘后目翳、破伤风、小儿嘌风不语等病证。该药治失音，声哑，疹出不畅和目翳为其主要功效。另《本草纲目》所载的"治头风眩晕……破伤风"亦不容忽视。

47.细辛：味辛，性温，入心、肺、胃经，有发表散寒、温肺祛痰、祛风止痛的功效。主治感冒风寒或风湿所致的头痛、身痛、齿痛；感冒风寒或肺寒咳嗽痰多，风寒湿痹等病证。该药的主要功能还是以治因寒、因湿所致的包括头痛、身痛在内的各种疼痛性病证为主。较早的《神农本草经》已将其功效概括得甚为详尽，《神农本草经》云："细辛味辛温，主治咳逆，头痛，脑动，百节拘挛，风湿，痹痛。"另许多本草对其治头痛或痹痛的功效记载颇多，《本草备要》云：治"诸风痹痛。"《本草崇原》云：治"风湿痹痛。"《医宗必读》则云：治"风寒湿痹，头痛，鼻塞。"另有《神农本草经》《本草求真》《本草崇原》《得配本草》等均有"利九窍"功效的记载，应引为重视。

48.白芷：味辛，性温，入肺、胃经，有发表祛风、消肿止痛的功效。主治感冒风寒头痛、鼻渊疼痛、眉棱骨痛、牙痛、头风、疮疡肿痛、妇人白带等病证。《本草经疏》则云："白芷味辛，气温无毒，其香气烈……走气分，亦走血分，升多于降，阳也。性善祛风，能蚀脓，故妇人漏下赤白。辛以散之，温以和之，香气入脾，故主血闭阴肿，寒热，头风侵目泪出。辛香散结而入血止痛，故长肌肤。芬芳而辛，故能润泽。辛香温散，故疗风邪久泻，风能胜湿也。香入脾，所以止呕吐，疗两胁风痛，头眩目痒，祛风之效也。"白芷功效虽多，但止痛功能为其特长。另《名医别录》所载治"呕吐，两胁痛"及《本草纲目》所载治"翻胃吐食"功效值得重视。《本草经百种录》还有"白芷极香，能驱风燥湿，其质又极滑润，能和利血脉，而不枯耗，用之则有利无害也"的记载。

49.夏枯草：味苦、辛，性寒，入肝、胆经，有清热散结、清肝明目的功效。主治瘰疬、瘿瘤、乳痈、头痛眩晕、肝火目痛等病证。因入肝经，为治肝要药。《本草备要》云："补肝血，缓肝火。"《滇南本草》云："祛肝风……行肝气，开肝郁。"《本草正义》则云："善于宣泄肝胆木火之郁窒。"基于其调肝作用，故"散结气"，治"瘰疬，瘿瘤，癥坚"为该药的又一特长。《神农本草经》云："瘰疬……破癥，散瘿，结气。"《滇南本草》亦云："散瘰疬。"

《本草从新》则谓"治瘰疬……瘿瘤，癥坚……乳岩。"另治"目珠痛"是该药又一优势。《本草备要》《滇南本草》《本草通玄》《本草图解》等都载有治"目痛""目珠痛"或"目珠夜痛"。且《本草纲目》载楼全善云："夏枯草治目珠疼至夜则甚者神效。"进一步提示该药治目珠疼效果显著。

50.**决明子**：味甘、苦、咸，性微寒，入肝、胆经，有清肝明目、通便的功效。主治肝胆郁热所致的目赤涩痛、羞明多泪、青盲雀目、便秘等病证。该药的功效《本草求真》《珍珠囊》两本草概括得比较精练，《本草求真》云：决明子"除散风热，凡人目泪不收，眼痛不止，多属风热内淫，故治目收泪止痛要药。"《珍珠囊》则云："决明子，味咸苦甘，性平无毒，入肝经，主青盲赤白翳膜，时有泪出，除肝热，疗头风……故为眼科要药。"另《神农本草经》载有"久服，益精光"，《日华子诸家本草》载"助肝气，益精水"的功效，值得重视。

51.**栀子**：味苦，性寒，入心、肝、肺、胃经，有泻火除烦、泄热利湿的功效。主治热病引起烦热懊憹、躁扰不宁、谵语、湿热蕴结所致的发黄、鼻衄、酒渣鼻、火疮、肝热目赤等病证。《本草备要》对其功效论述得较为详尽。《本草备要》云："泻心肺之邪热，使之屈曲下行，从小便出，而三焦之郁火以解，热厥心痛以平，吐衄、血淋、血痢之病以息，治心烦，懊憹而不得眠，心神颠倒欲绝……邪气，胃中热气，面赤，酒疱齄鼻，白癞，赤癞，疮疡……五淋，亡血津枯，口渴目赤，紫癜白癞，疱齄疮疡。"另外许多本草从不同侧面对其功效进行了论述，《得配本草》述其能"泻三焦郁火"；名医朱震亨也认为该药可"泻三焦火"；而《药类法象》《医宗必读》《得配本草》，则认为治"心烦懊憹不得眠"独擅；《名医别录》《本草备要》《药性论》等本草还有治"五黄"的记载。可见该药泻三焦之火，治心烦懊憹、退五黄的功效较为突出。

52.**芦根**：味甘，性寒，入肺、胃经，有清肺胃热、止呕除烦的功效。主治温热病咳嗽、咳痰稠黏、胃热呕吐哕逆、肺痿、肺痈等病证。《玉楸药解》将其功能概括为"清降肺胃，消荡郁烦，生津止渴，除呕下食，治噎哕懊憹"。而《本草经疏》则将治上述疾病的机制论述得更加清晰，《本草经疏》云："芦根味甘气寒而无毒，甘能益胃和中，寒能除热降火，热解胃和，则津液流通，而渴止矣……火升胃热，则反胃呕逆不下食及噎哕不止……甘寒除热安胃，亦能下气，故悉主之也。"另《本草备要》《名医别录》分别所载"止小便数"和"止小便利"的功效应引为重视。

53.莲子心：味苦，性寒，入心经，有清心热的功效。主治心烦，口渴，吐血，遗精，目赤肿痛等病证。总体来看该药功效有三，一是清心热（火），二是交通心肾，三是涩精。《本草纲目》和《大明一统志》均云："清心去热。"《本草再新》则云："清心火。"对其交通心肾的功效不少本草或医籍更有精辟的论述。《温病条辨》谓："莲心，甘苦咸……由心走肾，能使心火下通于肾，又回环上升，能使肾水上潮于心。"《本草新编》曰："莲子之心，清心火，又清肾火，二火炎则心肾不交，二火清，则心肾自合。莲子心单用入于参、苓、术、芪之中，治梦遗尤神，取其能交心肾也。"《医宗必读》则曰："心肾交而君相之火俱靖。"关于涩精的功效亦有不少记载，《本草备要》云："涩精气。"《本草新编》亦云："涩精，固髓。"《随息居饮食谱》则有"固精"的记载。另莲子心除清心火外，《本草再新》认为还可"平肝火，泻脾火，降肺火"加之《本草新编》谓能"清肾火"，则该药可清降五脏之火。

54.远志：味苦、辛，性温，入肺、心、肾经，有祛痰利窍、安神益智的功效。主治痰阻心窍所致的精神迷乱、惊痫、健忘、惊恐所致的心神不安、惊悸恐惧及痰多咳嗽、痰稠咯出不爽、疮肿等病证。远志功效可归纳为一是宁心，镇惊，豁痰，《名医别录》云："定心气，止惊悸。"《滇南本草》云："养心血，镇惊，宁心，散痰涎。"《本草新编》则云："安心气，定神益智。"《药品化义》也云："以豁痰利窍，使心气开通。"《本草再新》有"并善豁痰"的记载。功效二是益精，强志，治善忘。《本草纲目》曰："……强志，益精，治善忘。"《本草正义》亦曰："壮阳益精，强志助力。"《本草新编》则谓："益智，多服强记。"《药性论》也有"治心神健忘，强壮阳道"的记载。三是远志还有交通心肾的功能。《本草新编》云："夫心肾常相通者也，心不通于肾，则肾之气不上交于心，肾不通于心，则心之气亦不能下交于肾。远志定神，则君心宁静，而心气自通于肾也。"《本草备要》有"能通肾气，上达于心"，《本草正义》也有"功专心肾……极能举陷升精，交接水火"的记载。还有《神农本草经》和《本草备要》关于该药能"利九窍"的功效也值得重视。

55.石菖蒲：味辛，性温，入心、肝经，有芳香开窍、理气祛痰、和中辟浊的功效。主治热入心包所致的神识昏乱、耳聋、健忘、癫痫、胸腹胀满、胃脘疼痛、风湿痹痛、痈疽肿毒等病证。《本草崇原》和《本草备要》对其功效论述得较为精详。《本草崇原》云："主风寒湿痹，咳逆上气，开心孔，补五脏，通九窍，明耳目，出声音，主耳聋痈疮，温肠胃，止小便利。久服轻身，不忘不迷惑，延年，益心智，高志，不老。"《本草备要》云："补肝益心，开心孔，利九窍，明耳目，发音声，去湿逐风，除痰消积，开胃宽中，疗噤口毒痢，风痹惊痫，崩带胎漏，消肿止痛，解毒杀虫。"可见石菖蒲功效广泛，特别是都有"开心孔""利九窍"的记载，值得在临床上进一步探索应用。另《重庆堂随笔》还有"舒心气，畅心神，怡心情，益心志，妙药也"的记载，也值得我们重视。

56.酸枣仁：味甘、酸，性平，入心、脾、肝、胆经，有养肝宁心、安神敛汗的功效。主治血虚心烦不安，或不得眠，或虚汗自出、烦渴、心悸怔忡等病证。《本草化义》对其功效有如下的论述"藉香以透心气，得温以助心神，凡志苦伤血，用智伤神，致心虚不足，精神失守，惊悸怔忡，恍惚多忘，虚汗烦渴，所当必用。又取香温以温肝胆，若胆虚血少，心烦不寐，用此使肝胆血足，则五脏安和，睡卧得宁。如胆有实热，则多睡，宜生用以平胆气。因其味甘炒香，香气入脾，能醒脾阴，用治思虑伤脾及久泻者，皆能奏效"。从以上论述可见酸枣仁对心虚不足引起的惊悸怔忡和胆虚血少引起不寐疗效显著。《本草图解》再次强调了该药的补肝益眠作用，谓之："酸枣仁味酸性收，故其主治多在肝胆二经，胆虚则阴伤而烦心不卧；肝藏魂，卧则魂归于肝，肝不能藏魂，故目不得瞑，枣仁酸味归肝，肝受养，故熟寐也。"《本草新编》还认为可交通心肾。谓之："夜不能寐者，乃心气不交于肾也……心气不交于肾，宜补其心，用枣仁所以补心也……而肾水原通于心，宜补其心，用枣仁正所以补心也……而肾水原通于心，补心未尝不能补肾，古人所以用枣仁以安心，即安肾也。"另多个本草提及酸枣仁，炒熟治不寐，生用治多睡。

57.柏子仁：味甘、辛，性平，入肺、心、肾经，有安神养心、润肠通便的功效。主治血虚怔忡或心肾不交、惊悸不眠、盗汗、阴虚、老人及产后肠燥便秘等病证。《本草备要》和《得配本草》对其功效有如下的概括。《本草备要》云："柏子仁，补心脾，润肝肾，辛甘而润，其气清香，能透心肾而悦脾。养心气，润肾燥，助脾滋肝，益智宁神，聪耳明目，益血止汗，除风湿，愈惊痫，泽皮肤，辟鬼魅。"《得配本草》则云："安五脏，宁神志，去鬼交，定惊悸，利虚秘，治惊痫……得远志少许，升肾气交心，配松子、麻仁治老人虚秘。"但《本草求真》曰："考书俱言四脏皆补，究之止属心药耳。"认为该药只为补心药品。另应重视柏子仁"能透心肾"和"得远志少许，升肾交心"之功效。

58.百合：味甘，微苦，性平，入心、肺经，有清心安神、润肺止咳的功效。主治肺热或肺燥咳嗽，火咳痰血；热病余热未清，神识恍惚之百合病。《得配本草》和《本草求真》对其功效论述甚为精辟，《得配本草》云：百合"润肺宁心，清热止嗽，利二便，除浮肿，疗虚痞，退寒热，定惊悸，止涕泪，治伤寒百合病。"《本草求真》则云：百合"功有利于肺心，而能敛气养心，安神定魄。"强调了养心安神的作用。《本草经疏》和《本经逢原》则从不同角度对其功效的发挥进行了解释。《本草经疏》曰："主邪气腹胀，清其邪热故胀消矣。解利心家之邪热，则心痛自瘳……清热利小便，故除浮肿，痞满寒热。"《本经逢原》则谓："仲景之百合病，兼地黄用之，取其能消瘀血也。"《神农本草经》："主邪气腹胀心痛，亦是散积蓄之邪。其曰利大小便者，性专降泄耳。其补中益气者，邪热去而脾胃安矣。"

59.夜交藤：味甘，性平，入心、肝经，有养心安神、祛风通络的功效。主治虚烦不寐、多梦、风湿痹痛。外洗治风疮疥癣等病证。《本草正义》云："治夜少安寐。"《本草再新》亦云："补中气，行经络，通血脉，治劳伤。"《饮片新参》则云："养肝肾，止虚汗，安神催眠。"《本草纲目》则有"风疮疥癣作痒，煎汤洗浴"的记载。

60、61.合欢皮、合欢花：味甘，性平，入心、脾、肺经，有安神解郁、活血消肿止痛的功效。合欢皮侧重于活血止痛，合欢花侧重于安神解郁。主治虚烦不安、忿怒忧郁、失眠、健忘、痈肿、瘰疬、骨折等病证。早在《神农本草经》就有"安五脏，和心志，令人欢乐无忧"的记载。至《珍珠囊》对其功效记载更详，谓："合欢皮，味甘，性平无毒，入心经，主安五脏，利心志，杀诸虫，消痈肿，续筋骨，令人欢乐无怒，轻身明目，花主小儿撮口。"其中许多本草都有类似"令人欢乐无忧"此种功效的记载，如《本草求真》曰："补益怡悦心志。"《本草汇言》则曰："则神明自畅而欢乐无忧。"《本经逢原》则有"安五脏，合心志，令人欢乐无忧"的记载。

62、63.茯神、茯苓: 味甘,性平,入心、肝、肺、肾经,白茯苓,利水渗湿,健脾补中,宁心安神;赤茯苓,分利湿热;茯苓皮,利水消肿;茯神,宁心安神。主治水湿凝滞或偏寒引起小便不利,浮肿者宜用白茯苓;偏湿热者,宜用赤茯苓;若水湿外泛水肿尿涩者,宜用茯苓皮,又治脾虚湿困,引起食少脘闷;茯苓与茯苓皮均治心神不安,恍惚健忘,心悸等病证。《本草新编》云:"茯苓,味甘,淡,气平,降也,阳中阴也,无毒。有赤、白二种,白者佳,亦可用入心、脾、肺、肝、肾五脏,兼入膀胱、大小肠、膻中、胃经。助阳,利窍通便,不走精气,利血仅在腰脐,除湿行水,养神益智,生津液,暖脾,去痰火,益肺,和魂练魄,开胃浓肠,却惊痫,安胎孕,久服耐老延年。"《日华子诸家本草》则谓:"补五劳七伤,安胎,暖腰膝,开心益智,止健忘。"而《本草求真》对茯苓、茯神两药功效的殊同进行了论述,谓之曰:"茯神功同茯苓无异,但神抱心以生,苓则不从心抱,故苓则能入脾与肾,而神则多入心耳。书曰服此开心益智,安魂,定魄,无非入心导其痰湿,故能使心与肾交通之谓耳。"

64.琥珀: 味甘,性平,入心、肝、膀胱经,有镇惊安神、利水通淋、活血祛瘀的功效。主治惊风、癫痫、惊悸、失眠、小便癃闭、血淋、热淋、月经不通、癥瘕疼痛、疮疡肿痛等病证。《本草备要》和《医宗必读》对其功效论述较为精辟,《本草备要》云:"琥珀,甘平,以脂入土而成实,故能通塞以宁心,安魂魄,疗癫邪,色赤入手少阴足厥阴血分,故能消瘀血,破癥瘕,生肌肉,合金疮。其味甘淡上行,能使肺气下降而通膀胱……故能治五淋,利小便,燥脾土……又能明目磨翳。"而《医宗必读》概括其功效更为精练,谓之:"琥珀味甘平,无毒,……安神而邪祟不侵,清肺而小便自利,新血止而瘀血消,翳障除而光明复。"另《日华子诸家本草》所载"壮心……止心痛"功效应引为重视。

65.磁石: 味辛,性寒,入肾、肝经,有镇惊安神、潜阳纳气的功效。主治肝肾阴虚、肝阳上亢所致耳鸣、耳聋、目暗及精神躁动、睡眠不安、癫痫、头晕头痛等病证。以下3种本草将其功效记载一览无遗。《名医别录》云:"养肾脏,强骨气,益精,除烦,通关节,消痈肿鼠瘘,颈核喉痛,小儿惊痫。"《本草衍义》亦云:"肾虚耳聋目昏者皆用之。"但《本草经疏》则认为该药性味非甘平而为辛咸微温,谓之:"《神农本草经》味辛,气寒,无毒。《名医别录》甄权:咸,有小毒。大明:甘涩平。藏器:咸温。今详其用,应是辛咸微温之药，而甘寒非也。气味俱厚，沉而降，阳中阴也。入足少阴，兼入足厥阴经。其主周痹风湿，肢节中痛，不可持物，洗洗酸者，皆风寒湿三气所致，而风气尤胜也……，辛能散风寒，温能通关节，故主之也……磁石能入肾，肾藏精，故能益精，肾开窍于耳，故能疗耳聋……诸药石皆有毒，且不易久服，独磁石性禀冲和，无猛悍之气，更有补肾益精之功。"《得配本草》也强调了"诸石有毒，不宜久用，独磁石性禀冲和，常服亦可"。且认为"得朱砂、神曲交心肾；配人参治阳事不起；佐熟地、山萸肉治耳聋……柴胡为之使"。

66.人参：味甘，微苦，性微温，入脾、肺经，有大补元气、补脾益气、生津、宁神益智的功效。常用于气绝危证、脾胃虚弱之胸痞、食欲不振、泄泻、呕吐、肺虚气喘、消渴、怔忡、失眠、自汗等病证。《神农本草经》谓："补五脏，安精神，定魂魄，止惊悸，除邪气，明目，开心益智。"而《本草备要》则论述得繁而详，谓之曰："人参……生，甘苦微凉；熟，甘温，大补肺中元气，泻火，益土生金。明目，开心益智，添精神，定惊悸，除烦渴，通血脉，破坚积，消痰水，治虚劳内伤，发热自汗，多梦纷纭，呕秽反胃，虚咳喘促，疟痢滑泄，淋沥胀满，中风，中暑及一切血证。"而《本草新编》则侧重论述该药所入脏腑及配伍功效，书中谓："人参，味甘，气温、微寒、气味俱轻，可升可降，阳中有阴，无毒。乃补气之圣药，活人之灵苗也。能入五脏六腑，无经不到，非仅入脾、肺、心而不入肝、肾也。五脏之中，尤专入肺、入脾。其入心者十之八，入肝者十之五，入肾者十之三耳。世人止知人参为脾、肺、心经之药，而不知其能入肝、入肾。但肝、肾乃至阴之经，人参气味阳多于阴，少用则泛上，多用则沉下。故遇肝肾之病，必须多用之于补血补精之中，助山茱萸、熟地纯阴之药，使阴中有阳，反能生血生精之易也……盖人参乃君药，宜同诸药共用，始易成功。如提气也，必加升麻、柴胡；如和中也，必加陈皮、甘草；如健脾也，必加茯苓、白术；如定怔忡也，必加远志、枣仁；如止咳嗽也，必加薄荷、苏叶；如消痰也，必加半夏、白芥子；如降胃火也，必加石膏、知母；如清阴寒也，必加附子、干姜。如败毒也，必加芩、连、栀子；如下食也，必加大黄、枳实。用之补则补，用之攻则攻，视乎配合得宜，轻重得法耳。"《得配本草》则谓："得茯苓，泻肾热；得当归，活血；配广皮，理气；配磁石，治喘咳；配苏木，治血瘀发喘；配藜芦，涌吐痰在胸膈；佐石菖蒲、莲肉，治产后不语；佐羊肉，补形；使龙骨，摄精。"

67.黄芪：味甘，性微温，入脾、肺经，有补气升阳、固表止汗、托毒排脓、利水消肿的功效。主治气虚衰弱之证、自汗、脱肛、风湿、浮肿、泄泻、崩带、消渴、痈疽久不溃破或溃久不敛等病证。《本草求真》云：黄芪"为补气诸药之最。"并言："生用则能固表，无汗能发，有汗能收。"是明指表实则邪可逐（补肺气，实腠理）故见无汗能发，表固则气不外泄，故见有汗能止耳。而《本草备要》对其功效论述则较为全面，谓之曰："生用固表，无汗能发，有汗能止，温分肉，实腠理，泻阴火，解肌热；炙用补中，益元气，温三焦，壮脾胃。生血，生肌，排脓内托，疮痈圣药。痘症不起，阳虚无热者宜之。"《得配本草》则对其配伍有较多的记载，谓之："得枣仁，止自汗；配干姜，暖三焦；配川连，治肠风下血；配茯苓，治气虚白浊；配川芎、糯米，治胎动、腹痛、下黄汁；佐当归，补血；使升、柴发汗。"《本草汇言》从病机方面简述了该药对某些病证的机制，谓之曰："故阳虚之人，自汗频来，乃表虚而腠理不密也，黄芪可以实卫而敛汗；伤寒之证，行发表而邪汗不出，乃里虚而正气内乏也，黄芪可以济津以助汗；贼风之疴，偏中血脉而手足不随者，黄芪可以荣筋骨；痈疡之证，脓血内溃，阳气虚而不敛者，黄芪可以生肌肉，又阴液不能起发，阳气虚而不溃者，黄芪可以托脓毒。"可见黄芪功效甚广矣。

68.党参：味甘，性平，入脾、肺经，有补中益气的功效。主治脾胃虚弱、气血两亏、体倦乏力、食少、久泻、脱肛等病证。《本草求原》云：党参"气平，退脾胃之虚热，以除烦渴；味甘，和脾胃，补中益气。"《本草从新》则云："补中益气，和脾胃，除烦渴，中气微弱，用以调补，甚为平妥。"《本草逢原》认为："上党人参。虽无甘温峻补之功，却有甘平清肺之力，亦不似沙参之性寒专泄肺气也。"而《本草正义》则将该药与人参功效进行了比较，给出恰当的评价，谓之："党参力能补脾养胃，润肺生津，健运中气，本与人参不甚相远，其尤可贵者，则健脾运而不燥，滋胃阴而不湿，润肺而不犯寒凉，养血而不偏滋腻，鼓舞清阳，振动中气而无刚燥之弊。故凡古今成方所用人参，无不可以潞党参当之，即凡百证治之应用人参者，亦无不可潞党参投之。"《得配本草》则对其配伍有相应的记载，认为"得黄芪实卫，配石莲止痢，君当归活血，佐枣仁补心，补肺蜜拌蒸熟，补脾恐其气滞，加桑皮效分，或加广皮亦可"。

69.黄精：味甘，性平，入脾、肺，有补脾润肺的功效。主治脾胃虚弱少食、肺阴虚燥咳、病后虚羸、体倦乏力、筋骨软弱等病证。《本草备要》云："黄精，甘平，补中益气，安五脏，益脾胃，润心肺，填精髓，助筋骨，除风湿，下三虫……久服不饥。"《得配本草》亦云："甘平，入足太阴经，补中气，润心肺，安五脏。"《日华子诸家本草》也云："补五劳七伤，助筋骨，止饥，耐寒暑，益脾胃，润心肺。"可见黄精是补中气，润心肺的要药。但也有本草对其临床应用注意事项提出看法，《本草便读》曰："若脾虚有湿者，不宜服之。"而《得配本草》则曰："阴盛者服之，致泄泻痞满，气滞者禁用。"

70.白术：味辛、甘，性温，入脾、胃经，有补脾益气、燥湿利水、固表止汗的功效。主治脾胃虚弱所致的胀满少食、泄泻、水湿停留、面目虚浮、四肢肿满、风湿肢体疼痛及表虚自汗等病证。《日华子诸家本草》和《医学启原》对其功效概括得甚详。《日华子诸家本草》云："治一切风疾，五劳七伤，冷气腹胀，补腰膝，消痰，治水气，利小便，止反胃呕逆，及筋骨弱软，痃癖气块，妇人冷癥瘕，温疾，山岚瘴气，除烦长肌。"《医学启原》则云："除湿益燥，和中益气，温中，去脾胃中湿，除胃热，强脾胃，进饮食，和胃，生津液，主肌热，四肢困倦，目不欲开，怠惰，嗜卧，不思饮食，止渴，安胎。"可见治脾胃疾病的功效最为突出。另《本草新编》特别提出治腰疼有奇效，"如腰疼也，用白术二三两，水煎服，一剂而疼减半，再剂而痛如失矣。夫腰疼乃肾经之症，人未有不信，肾虚者用熟地黄、山茱萸以补水未效也，用杜仲、破故纸以补火未效也，何以白术一味，而反能取效。不知白术最利腰脐，腰脐利则水湿之气不留于肾宫，故用补剂，转足以助邪气之盛，不若独用白术一味，无拘无束，直利腰脐之为得"。该书还提到白术"有汗可止，无汗可发，与黄芪同功"的功效，应引起重视。

71.西洋参：味甘、微苦，性寒，入肺、胃、心、肾经，有补气养阴、清火生津的功效。主治气虚阴亏火旺、咳喘痰血、虚热烦倦、内热消渴、口燥咽干。《本草从新》云："补肺降火，生津液，除烦倦。虚而有火者相宜。"《医学衷中参西录》对西洋参的功效有独特见解，谓之："西洋参，为其性凉而补，凡欲用人参而不受人参之温补者，皆可以此代之。惟白虎加人参汤中之人参，仍宜用党参，而不可代以西洋参，以其不若党参具有升发之力，能助石膏逐邪外出也。"

且《神农本草经》谓人参味甘，未尝言苦，适与党参之味相符，是以古之人参，即今之党参，若西洋参与高丽参，其味皆甘而兼苦，故用于古方不宜也。"

72.玄参：味苦、咸，性凉，入肺、肾经，有养阴生津、泻火解毒的功效。主治温病热入营分、伤阴劫液、口渴烦热、夜寐不安、神昏，又治咽喉肿痛、口干、瘰疬、温病发斑等病证。《本草备要》和《药品化义》对其功效论述较为精辟。《本草备要》云：玄参"色黑入肾，能壮水以制火，散无根浮游之火，肾水受寒，真阴失守，孤阳无根，发为火病。益精明目，利咽喉，通二便，治骨蒸传尸，伤寒阳毒发斑，亦有阴证发斑者，懊侬，郁闷不舒，烦渴，温疟洒洒，喉痹咽痛，瘰疬结核，痈疽鼠瘘。"《药品化义》则云："真阴亏损，致虚火上炎，以玄参滋阴抑火，凡头痛，热毒，耳鸣，咽痛，喉风，瘰疬，伤寒阳毒，心下懊侬，皆无根浮游之火为患，此有清上澈下之功……凡治肾虚，大有分别，肾之经虚则寒而湿，宜温补之;肾之脏虚则热而燥，宜凉补之，独此凉润滋肾，功胜知、柏，特为肾脏君药。"另《本草新编》在述其功能的同时，记述了该药治肾火和胃火的病机，并认为用药量要大。《本草新编》曰："元参，强阴益精，补肾明目，治伤寒身热支满，忽忽如不知人，疗温疟寒热往来，洒洒时常发颤。除女人产乳余疾，祛男子骨蒸传尸。逐肠风血瘕坚癥，散头下痰核痈肿……近有轻之不用，即用之，不敢多……故以苦寒直治，不若以微寒从治，元参正微寒之品，而又善散浮游之火，治之正复相宜，此治肾火所必须也。若胃火之起，势若燎原……此非急用白虎汤不可，然石膏过寒，多服损胃，虽一时救急，不可以善后。元参治空中氤氲之气，泻火正其所长，石膏之后，即续之以元参，则阳火自平，而阴火又长，何至有亡阳之俱乎，此又治胃之所必需也……若胃火乃阳火也，亦必多用元参，然后可以遏其势，而肾火乃阴火也，必多用元参，然后可以息其炽。"而《医学启源》提及的"除心中懊侬烦渴不得眠，心神颠倒欲绝，血滞小便不利"及玄参的"明目"、治"头痛"功效也应引为重视。

73.地骨皮：味甘，性寒，入肺、肝经，有清热凉血、退骨蒸潮热的功效。主治虚热骨蒸、虚劳骨节烦热、肺热咳嗽、喘息、消渴、吐血、衄血、血淋等病证。《本草从新》对其功效论述得较为详尽。谓之曰："甘淡而寒，降肺中伏火，除肝肾虚热，能凉血，而治五内烦热，吐血尿血，消渴咳嗽，外治肌热虚汗，上除头风痛，中平胸胁痛，下利大小肠，疗在表无定之风邪，传尸有汗之骨蒸。"一些本草均将其功效与牡丹皮、黄柏、知母等药进行了比较，并述其所长。《本草求真》云："地骨皮虽与牡丹皮同治骨蒸之剂，但牡丹皮味辛，能治无汗骨蒸，此属味甘，能治有汗骨蒸。"《本草从新》也述其治"传尸有汗之骨蒸"。《本草新编》则谓："地骨皮非黄柏、知母可比，地骨皮虽入肾而不凉肾，止入肾而凉骨耳。凉肾必至泄肾而伤胃，凉骨反能益肾而生髓。黄柏、知母泄肾伤胃，故断不可多用以取败也，骨皮益肾生髓，断不可少用而图功……欲退阴虚火动，骨蒸劳热之症，用补阴之药，加地骨皮或五钱或一两，始能凉骨中之髓，而去骨中之热也。"《本草纲目》云："黄柏、知母苦寒以治下焦阴火，谓之补阴降火，久服致伤元气，而不知枸杞子、地骨皮甘寒平补，使精气充而邪火自退之妙，惜哉，予尝以青蒿佐地骨皮退热，屡有殊功，人所未喻者。"

74.牡丹皮：味辛、苦，性凉，入心、肝、肾经，有清热凉血、活血化瘀的功效。主治热邪入血分、夜热早凉、吐血、衄血、发斑及阴虚发热、骨蒸劳热、血滞经闭、恶血积聚作痛、跌打损伤瘀血作痛等病证。《本草逢原》对其功效论述甚为详细，谓之曰："能开发陷伏之邪。"该药不少医家和本草，如《珍珠囊》《医宗必读》及张元素等提及能治"无汗骨蒸"，但《本草新编》则持有不同的观点，它认为"地骨皮治有汗之骨蒸，牡丹皮治无汗之骨蒸……此前人之成说，元素将二药分有汗，无汗……余不知其何所见而分……据其论，牡丹皮牡而不牝，其色丹，像离阳中之火，能泻，似乎牡丹皮乃阳中之阴，亦宜治有汗之骨蒸，而不宜治无汗之骨蒸。总之，牡丹皮乃治骨蒸之圣药，原不必分有汗、无汗"。另有本草认为治相火，牡丹皮优于黄柏，《本草求真》云："世人专以黄柏治相火，而不知牡丹皮之功更胜，盖黄柏苦寒而燥，初则伤胃，久则伤阳，苦燥之性徒存，而补阴之功绝少。牡丹皮……能泻阴中之火，使火退而阴生，所以入足少阴而佐滋补之用，较之黄柏不啻霄壤矣。"《本经疏证》还将该药与桂枝功效进行了比较，书中谓："牡丹皮入心，通血脉中的壅滞，与桂枝颇同，特桂枝气温，故所通者血脉中寒滞，牡丹皮气寒，故所通者血脉中结热。"

75.天门冬：味甘、苦，性寒，入肺、肾经，有养阴清热、润燥生津的功效。主治阴虚内热、津枯口渴、肺热燥咳痰稠、咳血、气逆等病证。《本草从新》对其功效论述较为精辟，《本草从新》云："清金降火，益水之上源，下通足少阴肾，滋肾润燥，止渴消痰，泽肌肤，利二便……肺痿肺痈，吐脓吐血，痰嗽喘促，消渴嗌干；足下热痛，虚劳骨蒸……一切阴虚有火诸症。"《本草新编》对该药功效提出了不同见解，认为："天门冬性凉，多服颇损胃。世人谓天门冬善消虚热，吾以为此说不可不辨。天门冬止可泻实火之人也，虚寒最忌，而虚热亦宜忌之……大约天门冬，凡肾水亏而肾火炎上者，可权用之以解氛，肾大寒而肾水又弱者，断不可久用之以滋阴也。"另对诸多本草提及的该药能"润肌肤"，治"消渴"的功效应引为重视。

76.**麦门冬**：味甘、微苦，性寒，入肺、胃、心经，有养阴润肺、清心除烦的功效。主治阴虚内热、津枯口渴、燥咳痰稠气逆、咯血、吐血或热病伤津、咽干、口燥、便秘等病证。《本草汇言》和《本草从新》对其功效都有较为全面的论述。《本草汇言》云："清心润肺之药也，主心气不足，惊悸怔忡，健忘恍惚，精神失守，或肺热肺燥，咳声连发，肺痿叶焦，短气虚喘，火伏肺中，咯血咳血，或虚劳客热，津液干少，或脾胃燥涸，虚秘便难，此皆心肺肾脾元虚火郁之证也。"《本草从新》亦云："润肺清心，泄热除烦，化痰行水。"《本草新编》则提出麦门冬有4大功效，能"泻肺中之伏火，清胃中之热邪，补心气之劳伤，止血家之呕吐"，还对其用量提出了自己的看法，认为"但世人未知麦门冬之妙用，往往少用之而不能成功为可惜也，不知麦门冬必须多用……则火不能制矣；热炽于胃中，熬尽其阴，不用麦门冬之多，则火不能息矣"。另《本草新编》《本草备要》《本草求原》等诸多本草提出该药能"明目，悦颜""美颜色，益肌肤"的功效可在临床加以应用。

77.**玉竹**：味甘，性平，入肺、胃经，有滋阴润肺、养胃生津的功效。主治燥咳、劳嗽、热病阴液耗伤之咽干口渴、内热消渴、阴虚外感、头昏眩晕、筋脉挛痛。《日华子诸家本草》云："除烦闷，止渴，润心肺，补五劳七伤虚损，腰脚疼痛，天行热狂。"《本草新编》则云："补中益气，润津除烦。主心腹结气，虚热湿毒。治腰脚冷痛，定狂止惊，眼目流泪，风淫手足，皆治之殊验。去黑斑，泽容颜，乌发须，又其小者。此物性纯，补虚热，且解湿毒。"《珍珠囊补遗药性赋》则把玉竹功效扼要分为4方面，谓之："其用有四：风淫四肢不用；泪出两目皆烂；男子湿注腰痛；女子面生黑黚。"《本草纲目》则记载了李时珍应用该药的经验，谓："予每用治虚劳寒热痁疟，及一切不足之证，用代参、芪，不寒不燥，大有殊功，不止于去风热湿毒而已，此昔人所未阐者也。"

78.女贞子： 味苦、甘，性平，入肝、肾经，有滋肾益肝、乌须明目的功效。主治肝肾不足之发白、头晕、目昏、耳鸣、腰膝酸软等病证。《本草新编》云："黑须乌发，壮筋强力，安五脏，补中气，除百病，养精神。多服，补血祛风，健身不老。近人多用之，然其力甚微。"《本草正义》则认为该药可"养阴气，平阴火，解烦热骨蒸，止虚汗，消渴，及淋浊，崩漏，便血，尿血，阴疮，痔漏疼痛，亦清肝火，可以明目止泪"。许多本草学都载有该药滋肝肾、益精血、明耳目、乌须发的功效。

79.龟板胶： 味甘、咸，性平，有滋阴潜阳、补血止血、益肾健骨的功效。主治阴虚血亏、劳热骨蒸、吐血、衄血、烦热惊悸、肾虚腰痛、脚膝痿弱、崩漏、带下。《本草正义》曰："功用亦同龟板，而性味浓厚，尤属纯阴，能退孤阳，阴虚劳热，筋骨疼痛，阴火上炎，吐血，衄血，肺热咳喘，消渴烦扰，热汗惊悸，谵妄，狂躁之要药。然性禀阴寒，善消阳气，凡阳虚假热，及脾胃命门虚寒等证，皆切忌之。"而《本草汇言》对其功效描述得更加明晰，谓之曰："主阴虚不足，发热口渴，咳咯血痰，骨蒸劳热，腰膝痿弱，筋骨疼痛，寒热久发，疟疾不已，妇人崩带淋漏，赤白频来，凡一切阴虚血虚之证，并皆治之。"

80.鹿角胶： 味甘、咸，性温，入肝、肾经，有壮阳益精补血的功效。主治肾气不足、虚劳羸瘦、腰膝酸软、男子阳痿、滑精、女子宫虚冷、崩漏、带下等病证。《本草汇言》云：鹿角胶"壮元阳，补血气，生精髓，暖筋骨之药也。"《本经逢原》亦云："益阳补肾，强精活血，总不出通督脉补命门之用，但胶力稍缓，不如茸之力峻耳。"与龟板胶相比，龟胶重在补阴，而鹿角胶则重在补阳耳。另《名医别录》《药性论》《医学入门》等诸多本草多提及疗"吐血下血""咯血，嗽血，尿血"等功效应引为重视。

81.阿胶： 味甘，性平，入肺、肝、肾经，有补血生血、滋阴润燥的功效。主治虚劳吐血、咯血、便血、尿血、崩漏等失血证；还可治阴虚火炽、心烦少寐、阴虚咳嗽、秋燥咳嗽等病证。《本草备要》和《得配本草》对其功效都有较为全面的论述，《本草备要》云："清肺养肝，滋肾益气，肺主气，肾纳气。和血补阴，肝主血，血属阴。除风化痰，润燥定喘，利大小肠。治虚劳咳嗽，肺痿吐脓，吐血衄血，血淋血痔，肠风下痢，伤暑伏热成痢者必用之，妊娠血痢尤宜。腰酸骨痛，血痛血枯，经水不调，崩带胎动。"《得配本草》则云："敛虚汗，利小便，定喘嗽，固胎漏，止诸血，治带浊，一切血虚致疾，服无不效。"
《本草求真》则对其功效论述有较为精炼的归纳，亦与何首乌、鹿角胶、龟板胶
功效进行了比较，"阿胶气味俱阴，既入肝经养血，复入肾经滋水……为血分养
血润燥，养肺除热要剂。不似首乌功专入肝，补血祛风，乌须黑发，而于肺经润
燥定喘则未及；鹿胶性专温督与冲，以益其血，而于肺经清热止嗽则未有；龟胶
力补至阴，通达于任，退热除蒸，而于阴中之阳未克有补。古人云，阿胶养神，
人参益气，正谓此也"。

82.龙眼肉：味甘，性平，入心、脾经，有补心安神、养血益脾的功效。主
治劳伤心脾所致的失眠、健忘、心悸、怔忡、自汗等病证及体虚老弱、气血不足
的患者。《本草新编》云："解毒去虫，安志定神，养肌肉，美颜色，除健忘，
却怔忡。多服强魂聪明，久服轻身不老。"《得配本草》则云："益脾胃，葆心
血，润五脏，治怔忡。"总之该药为养血安神，益脾胃之要药。

83.熟地：味甘，性微温，入肝、肾经，有滋阴补血、生精的功效。主治
血虚所致的月经不调及其他血虚之证候；肾阴不足、骨蒸、潮热、盗汗、遗
精及消渴等病证。《本草纲目》对其功效有精辟的论述，谓之曰："填骨髓，
长肌肉，生精血，补五脏，内伤不足，通血脉，利耳目，黑须发"。《本草从
新》则谓之曰："滋肾水，封填骨髓，利血脉，补益真阴，聪耳明目，黑发乌
须……一切肝肾阴亏，虚损百病，为壮水之主药。"《本草新编》则对其功
效评价甚高，认为能"长骨中脑中之髓，真阴之气非此不生，虚火之焰非此
不降，洵夺命之神品，延龄之妙味也"。又曰："然而补肾之药……舍熟地又
用何药哉？况山茱萸、牛膝不可为君，而杜仲又性过于温，可以补肾火之衰，
而不可补肾水之乏，此熟地黄之必宜用也。"另还认为"或谓熟地至阴之药，
但其性甚滞，多用之而腻膈生痰……夫熟地岂特不生痰，且能消痰，岂特不滞
气，且善行气"。《本草纲目》和《本草正义》也都提出了对临床应用该药一
些精辟的论述，《本草纲目》云："男子多阴虚，宜用熟地黄，女子多血热，
宜用生地黄……生地黄能生精血，天门冬引入所生之处，熟地黄能补精血，用
麦门冬引入所补之处。"《本草正义》则认为"凡诸经之阳气虚者，非人参不
可。诸经之阴血虚者，非熟地不可"。

84.山药：味甘，性平，入肺、脾、肾经，有健脾补肺、固肾益精的功效。

主治脾胃虚弱、少食体倦或泄泻；还治遗精、带下、消渴、小便频数等病证。《本草崇原》对其功效论述最详，谓之曰："气温平，味甘，无毒，主伤中，补虚羸，除寒热邪气，补中，益气力，长肌肉，强阴"。《日华子诸家本草》亦谓："助五脏，强筋骨，长志安神，主泄精健忘。"《本草纲目》则云："益肾气，健脾胃，止泻痢，化痰涎，润皮毛。"《本草正义》则对其功效有更高的评价，并对其配伍作了论述，"山药能健脾补虚，滋精固肾，治诸虚百损，疗五劳七伤……故补脾肺必主参、芪，补肾水必君茱、地，涩带浊须与破故同研，固遗泄，仗菟丝相济"。另《神农本草经》《本草经读》《本草求原》等本草提出的"久服耳目聪明""目明耳充"应予重视。

85.山茱萸：味酸，性微温，入肝、肾经，有补肝肾、涩精气、固虚脱的功效。主治肝肾不足、腰酸眩晕、阳痿遗精、小便频数、女子月经不止及大汗虚脱等病证。《名医别录》云：治"头风……耳聋，面疱，温中，下气，出汗，强阴，益精，安五脏，通九窍，止小便利。"而《药性论》则云："治脑骨痛，……补肾气，兴阳道，填精髓，疗耳鸣……主能发汗，止老人尿不节。"《渑水燕谈录》则述其补骨髓的机理，认为"山茱萸能补骨髓者，取其核温涩能秘精气，精气不泄，乃所以补骨髓"。而《本草新编》对有人认为该药"性温，阴虚火动者，不宜多服"提出了自己的看法，谓之："或疑山茱萸性温，阴虚火动者，不宜多服。夫阴虚火动，非山茱萸又何以益阴生水，止其龙雷之虚火哉。凡火动起于水虚，补其水则火自降，温其水则火自安。倘不用山茱萸之益精温肾，而改用黄柏、知母泄水寒肾，吾恐水欲干火愈燥，肾愈寒而火愈多，势必至下败其脾，而上绝于肺，脾肺两坏，人有生气乎。故山茱萸正治阴虚火动之药，不可疑其性温而反助火也。"另该药的"通九窍""明目""疗耳鸣"的功效应引为重视。

86.枸杞子：味甘，性平，入肝、肾经，有滋肾、润肺、补肝、明目的功效。主治肝肾不足、虚劳精亏、腰脊酸痛、头晕目暗等病证。《药性论》云：能"补益精诸不足，易颜色，变白，明目，安神。"名医陶弘景认为该药能"补益精气，强盛阴道"，而王好古则认为"主心病，嗌干，心痛，渴而引饮，肾病消中"。《本草汇言》则对其功效有独特的见解，谓："俗云枸杞子善能治目，非治目也。能壮精益神，神满精足，故治目有效。又言治风，非治风也，能补血生营，血足风灭，故治风有验也。俗曰之补气，必用参、芪；补血必用归、地；补阳必用桂、附；补阴必用知柏；降火必用芩连；祛风必用羌、独、防风，殊不知枸杞子能使气可充，血可补，阳可生，阴可长，火可降，风湿可祛，有十全之妙用也。"另《重庆堂随笔》有"枸杞子《圣济》以一味治短气……余谓其专补心血，非他药所能及也。与元参、甘草同用名坎离丹，可以交通心肾"的记载；《本草正义》也有"其功则明耳目，填精固髓，健骨强筋……尤止消渴，真阴虚而脐腹疼痛不止者，多用神效"的记载。

87.牛膝： 味甘、苦、酸，性平，入肝、肾经，生用散瘀血、消痈肿；熟用补肝肾、强腰膝。生用主治女人淋闭、月经不来、癥结、产后瘀血腹痛及腰膝关节疼痛、吐血、衄血。熟用主治腰膝疼痛、痿痹等病证。《本草纲目》和《药品化义》均有较为全面的论述。《本草纲目》云："牛膝乃足厥阴、少阴之药，所主之病，大抵得酒则补肝肾，生用则去恶血，二者而已。其治腰膝骨痛，足痿，阴消，失溺，久疟，伤中，少气诸病，非取其补肝肾之功欤？其治癥瘕，心腹诸痛，痈肿恶疮，金疮折伤，喉齿淋痛，尿血，经带胎产诸病，非取其去恶血之功。"《药品化义》则云："癥瘕凝结，妇人经闭，产后恶阻，取其活血下行之功也。酒制熟则补，主治四肢拘挛，腰膝腿痛，骨筋流痛，疟疾燥渴，湿热痿痹，老年失溺，取其补血滋阴之功也。"可见其生熟用，其功有别。另《本草纲目》和《本草备要》均述其治"心腹诸痛"，《名医别录》述其"止发白"应引为重视。

88.巴戟天： 味辛、甘，性温，入肝、肾经，有补肾阳、壮筋骨、祛风湿的功效。主治肾虚阳痿、早泄、骨痿、女子阳虚不育、肾阳虚而下焦风湿痹痛者。巴戟天主治病证甚为广泛。另《本草新编》对其功效更有精辟的论述，谓之曰："夫命门火衰，则脾胃寒虚，即不能大进饮食，用附子、肉桂，以温命门，未免过于太热，何如用巴戟天之甘温，补其火而又不烁其水之为妙耶。或问巴戟天近人罕用，止用之于丸散之中，不识亦可用于汤剂中耶？曰，巴戟天正汤剂之妙药……温而不热，健脾开胃，既益元阳，复填阴水，真接续之利器，有近效，而又有远功。""夫巴戟天，补水火之不足，益心肾之有余，实补药之翘楚也。"温而不热，益元阳，又填阴水，则是该药的一大特长。所以《本草汇》认为是"肾经血分之药"，《本草求真》则谓之为"补肾要剂"。

89.肉苁蓉： 味甘、酸，性微温，入肾、大肠经，有补肾益精、润燥滑肠的功效。《本草汇言》述其功效甚为精炼，突出了该药平补之剂的特长。谓之曰："肉苁蓉，养命门，滋肾气，补精血之要药也。男子丹元虚冷而阳道久沉，妇人冲任失调，而阴气不治，此乃平补之剂，温而不热，补而不峻，暖而不燥，滑而不泻，故有苁蓉之名。"另《神农本草经》述其"养五脏"，《日华子诸家本草》谓之能"润五脏"，及《本草备要》提及能"峻补精血"应进一步在临床应用中加以体会。

90.狗脊： 味苦、甘，性温，入肝、肾经，有补肝肾、祛风湿的功效。主治肝肾不足所致的腰脊强痛、不能俯仰、足软无力、寒湿周痹、尿频、遗精等病证。《本草备要》云："苦坚肾，甘益血，能强汗。温养气。治失溺不节，肾虚。脚弱腰痛，寒湿周痹。"《珍珠囊》则云："狗脊……主肾气虚弱，风寒湿痹，腰膝软弱，骨节作疼，老人失溺不节，女子伤中淋露。"另《本草备要》《神农本草经》《本草崇原》等本草均提及治"周痹"应引为重视。

91.何首乌： 味苦涩，性微温，制则兼甘，入肝、肾经，制首乌补肝肾、益精血。生首乌通便、解疮毒。制首乌主治肝肾阴亏、须发早白、腰膝软弱、遗精、崩带。生首乌主治瘰疬痈疮、肠燥便秘等病证。《医宗必读》云：何首乌"补真阴而理虚痨，益精髓而能续嗣。强筋壮骨，黑发悦颜，消诸种痈疮，疗阴伤久疟，治崩中带下，调产后胎前。"上述记载已将何首乌的主要功效概括其中，而《本草纲目》则又述其功效之精华。谓之曰："此物气温，味苦涩，苦补肾，温补肝，涩能收敛精气，所以能养血益肝，固精益肾，健筋骨，乌髭发，为滋补良药，不寒不燥，功在地黄、天门冬诸药之上。"《本草求真》将其功效与熟地黄进行比较，谓之曰："熟地首乌虽俱补阴，然地黄禀仲冬之气以生，蒸虽至黑，则专入肾而滋天一之真水矣，其兼补肝者，因滋肾而旁及也。首乌禀春气以生，而为风木之化，入通于肝，为阴中之阳药，故专入肝经以益血祛风之用，其兼补肾者，亦因其补肝而兼及也。一为峻补先天之真阴之药，故其功可立救孤阳亢烈之危。一系调补后天营血之需，以为常服，长养精神，却病调元之饵。"《本草新编》则对制首乌功效提出了自己的看法，谓之："近人尊此物为延生之宝，余薄而不用，惟生首乌用之治疟……治痞亦有神功，世人不尽知也。虽然首乌蒸熟，以黑须鬓，又不若生用之尤验。盖首乌经九蒸之后，气味尽失，又经铁器，全无功效矣。不若竟以石块敲碎，晒干为末，同桑叶、茱萸、熟地黄、枸杞子、麦冬、女贞子，乌饭于黑芝麻、白果共捣为丸，全不见铁器，反能乌须鬓，而延年至不老也"。认为何首乌九蒸经铁，气味全无，功效尽失，此乃一家之言，应以临床应用效果再加以验证之。

92.菟丝子：味辛、甘，性平，入肝、肾经，有补肝肾、益精髓的功效。主治肝肾不足之阴痿、小便频数淋漓、遗精、肾虚腰痛、目暗、目眩等病证。《珍珠囊》云："味甘辛，性平无毒，入肾经，主男子肾虚精寒，腰膝冷痛，茎中寒，精自出，溺有余沥，鬼交泄精，久服强阴坚骨，驻颜明目轻身。"《本草新编》则提出了治疗梦精频泄和夜寐不安的具体使用剂量和方法，谓之曰：菟丝子"益气强阴，补髓填精，止腰膝疼痛，安心定魂，能断梦遗，坚强筋骨，且善明目。可以重用，亦可一味专用，世人未知也，余表而出之。遇心虚之人，日夜梦精频泄者，用菟丝子三两，水十碗，煮汁三碗，分三服，早、午、晚各一服即止，却永不再遗……如夜寐不安，两目昏暗，双足无力，皆可用之一二两，同人参、熟地黄、白术、山茱萸之类用之"。《珍珠囊》《神农本草经》《本草崇原》等诸多本草述其能"驻颜明目"，特别是"轻身延年"值得重视。

93.冬虫夏草：味甘，性平，入肺、肾经，有滋肺补肾、止血化痰的功效。主治劳嗽痰血、虚喘、盗汗、自汗及腰膝酸软、阳痿遗精、病后久虚不复等病证。《本草从新》和《本草求原》都有"保肺益肾，止血化痰"功效的记载，突出了本药治病的特长。另《重庆堂随笔》认为该药"具温和平补之性，为虚疟、虚痞、虚胀、虚痛之圣药，功胜九香虫，凡阴虚阳亢而为喘逆痰嗽者，投之悉效，不但调经种子有专能也……夏取者可治阳气下陷之病"。《药性论》还有"秘精益气，专补命门"的记载。

94.益智仁：味辛，性温，入脾、肾经，有补肾固精、缩小便、摄涎、温脾止泻的功效。主治下元虚冷、不能固涩之遗泄、小便频数、遗尿白浊、脾寒泄泻冷痛、唾涎多等病证。《本草备要》和《本草新编》对其功效论述得比较全面。《本草备要》云："主君相二火，补心气、命门、三焦之不足，心为脾母，补火故能生土。能涩精固气，又能开发郁结，使气宣通，温中进食，摄涎唾，缩小便，治呕吐泄泻，客寒犯胃，冷气腹痛，崩带泄精。"《本草新编》则云："能补君相二火，和中焦胃气，逐寒邪，禁遗精溺，止呕哕，摄涎唾，调诸气，以安三焦，夜多小便，加盐服之最效，但不可多用，恐动君相之火也。"其缩小便，止涎唾，治冷气胃腹痛是该药的特长。

95.仙茅：味辛，性热，有毒，入肾经，有温肾壮阳、祛寒除湿的功效。主治肾阳不足、命门火衰所致的阳痿精寒、心腹冷痛、腰脚冷痹不能行、小便失禁等病证。《本草备要》和《本草新编》记述了该药的主要功效。《本草备要》云："助命火，益阳道，明耳目，补虚劳，治失溺无子，心腹冷气不能食（温胃），腰脚冷痹不能行（暖筋骨）。"《本草新编》则云："治心腹冷气，疗腰膝挛痹，不能行走，男子虚损劳伤，老人失溺无子，益肌肤，明耳目，助阳道，长精神，久服通神记忆。"另《医宗必读》《海药本草》《日华子诸家本草》等都有"开胃，消宿食""消食"和"开胃下气"的记载，应引起重视。另《本草新编》关于"中仙茅毒者，含大黄一片即解，不须多用大黄也"和《本草正义》关于该药"与巴戟天、淫羊藿相类，而猛烈又过之"的提示，可作为使用该药的借鉴。

96.淫羊藿：味辛、甘，性温，入肝、肾经，有补肾壮阳、祛风除湿的功效。主治肾阳不足、阳痿不举、小便淋漓、风湿痹痛、四肢拘挛麻木等病证。《日华子诸家本草》和《本草备要》基本上概括了该药的功效。《日华子诸家本草》云："治一切冷风劳气，补腰膝，强心力，丈夫绝阳不起，女子绝阴无子，筋骨挛急，四肢不任，老人昏耄，中年健忘。"《本草备要》则云："补命门……益精气，坚筋骨，利小便。治绝阳不兴，绝阴不产，冷风劳气，四肢不仁（四肢麻木）。"《日华子诸家本草》《本草备要》《医学入门》等诸多本草记载的治"四肢不仁（任）"应引为重视。另《本草新编》对该药功效有更深层次的认识，认为淫羊藿"补命门而又不大热，胜于肉桂之功，近人未知也……此等药，中年之后之人，正可朝夕吞服，庶几无子者可以有子，而《神农本草经》又戒久服有损，想因命门有火而言之也。命门有火者，初服即不相宜，又何待日久始有损哉"。

97.补骨脂：味辛、苦，性大温，入肾经，有补肾壮阳的功效。主治下元虚冷所致的阳痿遗精，腰痛冷泻，小便频数，虚寒喘嗽，外用治白癜风。《本草新编》认为该药有"治男子劳伤，疗妇人血气，止腰膝酸疼，补髓填精，除囊涩而缩小便，固精滑而兴阳事，去手足冷疼，能定诸逆气"等功效。另还认为"但必下焦寒虚者，始可久服……古人用破故纸，必用胡桃者，正因其性过于燥恐动相火，所以制之使润，非故纸必须胡桃也"。

98.骨碎补：味苦，性微温，入肝、肾经，有补肝肾、续筋骨、止崩漏的功效。主治肝肾不足、血脉不利所致腰膝酸痛、步履艰难、风湿肢体疼痛、崩漏、妊娠下血、肾虚久泻、齿痛、耳鸣、跌打闪挫、斑秃、鸡眼等病证。《本草求真》云："功专入肾补骨，且能入心破血，是以肾虚耳鸣，久泻，跌仆损伤骨痛，牙痛血出，无不用此调治……俾其肾补骨坚，破瘀生新，而病即除。"《本草从新》则谓："苦坚肾，故治耳鸣，及肾虚久泻，牙疼，温行血，补伤折，疗骨痿。"从诸多本草记载的功效来看，其治"耳鸣""肾虚久泻"及"疗折伤骨痛"为其特长。

99.杜仲：味甘、微辛，性温，入肝、肾经，有补肝肾、壮筋骨、安胎的功效。主治肾虚腰痛、腰膝乏力、眩晕、阴痿、小便频数、妊娠漏血、胎动不安等病证。《本草汇言》和《本草求原》的记载基本上概括了该药的主要功效。《本草汇言》曰："方氏《直指》云：凡下焦之虚，非杜仲不补；下焦之湿，非杜仲不利；足胫之酸，非杜仲不去；腰膝之疼，非杜仲不除……补肝益肾，诚为要剂。"《神农本草经》则曰："主腰脊痛，补中益精气，坚筋骨，强志，除阴下痒湿，小便余沥。"《得配本草》记载了与他药的配伍，杜仲"得羊肾，治腰痛；配牡蛎，治虚汗；配菟丝子、五味治肾虚泄泻；配糯米、山药治胎动不安；佐当归，补肝火"。

100.续断：味苦、辛，性微温，入肝、肾经，有补肝肾、强筋骨、调血脉、止崩漏的功效。主治腰背酸痛、肢节痿痹、跌仆创伤、损筋折骨、胎动漏红、血崩下血以及遗精、带下、痈疽疮肿。《本草备要》和《本草分经》对其功效论述较详。《本草备要》曰："补肝肾、理筋骨。苦温补肾，辛温补肝。能宣通血脉而理筋骨。主伤中，补不足……暖子宫，缩小便，破瘀血。治腰痛胎漏……崩带遗精。肠风血痢……痈痔肿毒。又主金疮折跌……止痛生肌。女科外科，需为上剂。地黄为使。"《本草分经》谓："补肝肾，通血脉，理筋骨，暖子宫，缩小便，止遗泄，破瘀血。治金疮折跌，补而不滞，行而不泄。"《本草求真》则认为："续断，实疏通气血筋骨第一药也……功与地黄、牛膝、杜仲、巴戟天相等，但有温补细微之别，不可不知。"

洪治平发表的主要论文

蟾射救心丸治疗冠心病心绞痛

洪治平[1]，庞　敏[1]，乔世举[1]，刘　进[1]，徐月英[1]，李　晶[2]，张广红[2]，盛　丽[3]，

富红梅[3]，王　淳[4]，施　戎[4]，宋昱颖[4]

（1.辽宁省中医研究院，辽宁 沈阳　110034；

2.沈阳康达制药集团有限公司，辽宁 沈阳　110011；

3.沈阳市中医研究所，辽宁 沈阳　110004；

4.沈阳铁路中心医院，辽宁 沈阳　110032）

关键词：蟾射救心丸；胸痹；冠心病心绞痛

由辽宁省中医研究院、沈阳市中医研究所、沈阳铁路中心医院等合作，在1998年12月—1999年4月期间，采用蟾射救心丸对200例胸痹心痛（冠心病心绞痛）患者进行了临床观察，并与活心丸对照，现将观察结果报道如下。

1　资料与方法

1.1　病例选择

病例来源于辽宁省中医研究院、沈阳市中医研究所、沈阳铁路中心医院等3家医院门诊或住院患者，所有纳入病例均符合国际心脏病学会和WHO命名标准化联合专题组制订的《冠心病命名及诊断标准建议》[1]标准。中医辨证标准参照《中药新药治疗胸痹临床研究指导原则》[2]有关标准，选择心血瘀阻和痰浊壅塞型病例。恶化型劳累性心绞痛、自发性心绞痛为排除病例。

1.2　一般资料

治疗组200例，男性108例，女性92例；35～45岁25例，46～60岁112例，61～65岁63例；病程＜1个月65例，1～6个月37例，7～11个月1例，病程＞12个月97例；心绞痛轻度10例，中度110例，较重度21例，重度10例；初发型劳累性心绞痛64例，稳定型劳累性心绞痛136例；心血瘀阻证100例，痰浊壅塞证100例；治疗前心绞痛平均发作次数为（12.94±9.56）次/周，平均持续时间为（6.26±3.47）分钟/次，服硝酸酯类药物（5.17±1.94）片/天。对照组60例，男

性29例，女性31例；35~45岁10例，46~60岁40例，61~65岁10例；病程＜1个月15例，1~6个月23例，7~11个月3例，病程＞12个月19例；心绞痛轻度20例，中度33例，较重度6例，重度1例；初发型劳累性心绞痛28例，稳定型劳累性心绞痛42例；心血瘀阻证30例，痰浊壅塞证30例；治疗前心绞痛平均发作次数为（11.35±8.46）次/周，平均持续时间（5.33±3.44）分钟/次，服硝酸酯类药物为（4.61±1.76）片/天。两组一般资料除治疗组病程稍长外，其他方面经统计学处理，均无显著性差异（$P>0.05$），具有均衡性和可比性。

1.3 治疗方法

治疗组予蟾射救心丸（沈阳康佳医药保健品有限公司生产，每粒含生药0.022g，批号980901），每次3粒，每日3次，口服。对照组予活心丸（广东省药物研究所生产，批号980606），每次2粒，每日3次，口服。3周为1疗程。疗程期间除硝酸酯类药物外停用其他治疗药物。

1.4 观察项目

①心绞痛疗效：包括疼痛程度、发作次数、持续时间、硝酸酯类药物的减停及心电图改善情况。②中医证候疗效：主要观察胸痛、胸闷、心悸不宁等中医证候的改善情况。③检测指标的变化：血压、血脂、血液流变学及血、尿、便常规，肝、肾功能等指标的变化。

2 结果

2.1 疗效评定标准

心绞痛和心电图疗效按1979年中西医结合治疗冠心病心绞痛及心律失常座谈会《冠心病和心绞痛及心电图疗效评定标准》评定；中医证候疗效按《中药新药治疗胸痹临床研究指导原则》[2]有关标准评定。

2.2 心绞痛疗效

治疗组显效78例，有效110例，无效10例，加重2例，显效率39%，总有效率94%；对照组显效13例，有效34例，无效13例，显效率21.7%，总有效率78.3%。两组疗效经Ridit检验，有显著性差异（$P<0.05$）。

2.3 心电图疗效

治疗组显效59例，有效86例，无效55例，显效率29.5%，总有效率72.5%；对照组显效14例，有效26例，无效20例，显效率23.4%，总有效率66.7%。两组疗效经Ridit检验，无显著性差异（$P>0.05$）。

2.4 中医证型疗效

治疗组心血瘀阻证、痰浊壅塞证的总有效率均为94%。对照组两证型总有效率分别为76.6%和80%。两组证候疗效经Ridit检验，心血瘀阻证有显著性差异（$P < 0.05$），痰浊壅塞证无显著性差异（$P > 0.05$），见表1。

表1 两组中医证候疗效比较[例（%）]

组别	证型	n	显效	有效	无效	总有效率（%）
治疗组	心血瘀阻	100	43（43.0）	51（51.0）	6（6.0）	94.0*
	痰浊壅塞	100	35（35.0）	59（59.0）	6（6.0）	94.0
对照组	心血瘀阻	30	4（13.3）	19（63.3）	7（23.4）	76.6
	痰浊壅塞	30	9（30.0）	15（50.0）	6（20.0）	80.0

注：与对照组同证型比较，*P<0.05

2.5 心绞痛发作次数、持续时间及硝酸酯类药用量情况

心绞痛平均发作次数、心绞痛持续时间及硝酸酯类药物平均用量治疗前后比较，经t检验，均有非常显著差异（$P < 0.001$）。与对照组比较，心绞痛平均持续时间和硝酸酯药物平均用量，有显著性差异（$P < 0.05$），见表2。

表2 心绞痛发作次数、持续时间及硝酸酯类药物用量情况（$\bar{x} \pm s$）

项目	治疗组				对照组			
	n	治疗前	治疗后	差值	n	治疗前	治疗后	差值
心绞痛发作次数（次/周）	200	12.94 ± 9.56	3.86 ± 5.50***	8.86 ± 7.40	60	11.35 ± 8.46	4.10 ± 4.90	7.25 ± 7.55
心绞痛持续时间（分钟/次）	200	6.26 ± 3.47	2.02 ± 2.11***	4.17 ± 2.71△	60	5.37 ± 3.44	2.28 ± 2.23	3.12 ± 3.09
硝酸酯药物用量（片/周）	150	5.17 ± 1.94	2.27 ± 2.14***	2.86 ± 2.05△	37	4.61 ± 1.76	2.54 ± 2.14	2.07 ± 2.11

注：与本组治疗前比较，***P<0.001；组间比较，△P<0.05

2.6 对血脂、血液流变学指标的影响（表3）

治疗组治疗前后检测30例患者血脂、血液流变学指标，结果该制剂对血清总胆固醇、三酰甘油、低密度脂蛋白和高密度脂蛋白无明显影响。血液流变学指标治疗前后比较，经t检验，除全血中切变率、血浆黏度无显著性差异外，全血高切变率、纤维蛋白原有非常显著性差异；全血低切变率、红细胞压积、红细胞电泳有显著性差异。

表3 治疗组治疗前后血液流变学指标比较（n=30，$\bar{x} \pm s$）

项目	治疗前	治疗后
全血高切（200/s）	6.82 ± 1.06	5.92 ± 1.06**
全血中切（100/s）	7.26 ± 1.23	6.70 ± 1.22

续表

项目	治疗前	治疗后
全血低切（3/s）	12.94 ± 3.29	10.87 ± 3.00*
血浆黏度（mPa·s）	1.62 ± 0.16	0.17 ± 1.57
红细胞压积	0.47 ± 0.05	0.44 ± 0.04*
红细胞电泳（s）	24.22 ± 3.69	21.57 ± 5.13*
纤维蛋白原（g/L）	4.05 ± 0.87	3.47 ± 0.73**

注：与治疗前比较，*P<0.05，**P<0.01

2.7 不良反应

有3例出现不同程度不良反应，其中2例表现为轻度心悸、头晕，停药3天后症状消失，减量继续用药，未再出现不适；1例服药后3小时有轻度恶心症状，口服维生素B$_6$症状很快消失，未影响继续用药。服药后血、尿、便常规，心电图和肝、肾功能检查未见任何异常改变。

3 讨论

蟾射救心丸为部颁标准药品，由牛黄、麝香、三七、蟾酥、冰片等组成，具有芳香开窍、活血化瘀功能，可扩张冠状动脉，改善心肌供氧，增强心脏功能，主要用于冠心病引起的心绞痛、胸痛、气短等症。本项临床研究旨在进一步探讨其对冠心病心绞痛及其不同证型的疗效。研究结果表明：该制剂对不同证型、不同病情的初发型和稳定型劳累性心绞痛均有较好的疗效，其对心绞痛的总体疗效和心血瘀阻型心绞痛的疗效还优于对照药。该制剂还能明显减少心绞痛发作次数，缩短心绞痛持续时间和减少硝酸酯类药物用量，其中在缩短心绞痛持续时间和减少硝酸酯类药物用量方面优于对照药。另外，还有明显改善血液黏滞性的作用。

方中牛黄开窍豁痰，为治心之药；麝香开窍活血散结，疗"心腹暴痛""能通诸窍之不利，开经络之壅遏"（《本草纲目》）；三七气味苦温，"能于血分化其血瘀"（《本草求真》）；珍珠镇心安神、坠痰，善治惊悸怔忡；冰片芳香开窍，"性善走窜，无孔不达，故主心腹邪气"（《本草经疏》）。诸药合用，共奏芳香开窍、活血通脉之功，使心脉得通，瘀血得祛，心痛可愈矣。

参考文献

[1]国际心脏病学会和协会及世界卫生组织命名标准化联合专题组.缺血性心脏病命名及诊断标准[J].中华心血管杂志，1982，9（1）：75.

[2] 中华人民共和国卫生部.中药新药临床研究指导原则（第一辑）[S].1993.41-45.